Ergonomia e Biossegurança em Odontologia

AUTORES

Wilson Galvão Naressi   Cirurgião-dentista. Professor adjunto da Faculdade de Odontologia de São José dos Campos da Universidade Estadual Paulista Júlio de Mesquita Filho (FOSJC/Unesp). Livre-docente em Economia Profissional pela FOSJC/Unesp. Especialista em Odontologia Preventiva e Social pela FOSJC/Unesp. Doutor em Economia Profissional e Higiene do Trabalho pela FOSJC/Unesp.

Eliel Soares Orenha   Cirurgião-dentista. Professor assistente da FOSJC/Unesp. Especialista, mestre e doutor em Odontologia Preventiva e Social pela Faculdade de Odontologia de Araçatuba (FOA)/Unesp.

Suely Carvalho Mutti Naressi   Cirurgiã-dentista. Professora assistente da FOSJC/Unesp. Bacharel em Direito pela Universidade Paulista (Unip), São José dos Campos. Mestre e doutora em Odontologia Restauradora pela FOSJC/Unesp.

Organizadores da Série Abeno

Léo Kriger   Professor de Saúde Coletiva da Pontifícia Universidade Católica do Paraná (PUCPR). Mestre em Odontologia em Saúde Coletiva pela Universidade Federal do Rio Grande do Sul (UFRGS).

Samuel Jorge Moysés   Professor titular da Escola de Saúde e Biociências da PUCPR. Professor adjunto do Departamento de Saúde Comunitária da Universidade Federal do Paraná (UFPR). Coordenador do Comitê de Ética em Pesquisa da Secretaria Municipal da Saúde de Curitiba, PR. Doutor em Epidemiologia e Saúde Pública pela Universidade de Londres.

Simone Tetu Moysés   Professora titular da PUCPR. Coordenadora da área de Saúde Coletiva (mestrado e doutorado) do Programa de pós-graduação em Odontologia da PUCPR. Doutora em Epidemiologia e Saúde Pública pela Universidade de Londres.

Coordenadora da Série Abeno

Maria Celeste Morita   Presidente da ABENO. Professora associada da Universidade Estadual de Londrina (UEL). Doutora em Saúde Pública pela Universidade de Paris VI, França.

Conselho editorial da Série Abeno
Maria Celeste Morita, Léo Kriger, Samuel Jorge Moysés, Simone Tetu Moysés, José Ranali, Adair Luiz Stefanello Busato.

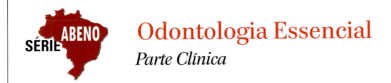

Odontologia Essencial
Parte Clínica

organizadores da série
Léo Kriger
Samuel Jorge Moysés
Simone Tetu Moysés

coordenadora da série
Maria Celeste Morita

Ergonomia e Biossegurança em Odontologia

Wilson Galvão Naressi

Eliel Soares Orenha

Suely Carvalho Mutti Naressi

Reimpressão 2016

2013

© Editora Artes Médicas Ltda., 2013

Diretor editorial: *Milton Hecht*
Gerente editorial: *Letícia Bispo de Lima*

Colaboraram nesta edição:
Editora: *Juliana Lopes Bernardino*
Assistente editorial: *Carina de Lima Carvalho*
Capa e projeto gráfico: *Paola Manica*
Preparação de originais: *Madi Pacheco*
Leitura final: *Pedro Barros*
Ilustrações: *Vagner Coelho*
Editoração: *Acqua Estúdio Gráfico*

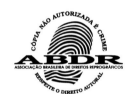

```
E67   Ergonomia e biossegurança em odontologia / organizadores, Léo
        Kriger, Samuel Jorge Moysés, Simone T. Moysés ; coorde-
        nadora, Maria Celeste Morita ; autores, Wilson Galvão Na-
        ressi, Suely Carvalho Mutti Naressi, Eliel Soares Orenha. –
        São Paulo : Artes Médicas, 2013.
        128 p. : il. color. ; 28 cm. – (ABENO : Odontologia Essen-
        cial : clínica)

        ISBN 978-85-367-0179-0

        1. Odontologia. 2. Ergonomia. 3. Biossegurança. I. Kriger,
        Léo. II. Moysés, Samuel Jorge. III. Moysés, Simone T. IV. Mo-
        rita, Maria Celeste. V. Naressi, Wilson Galvão. VI. Naressi,
        Suely Carvalho Mutti. VII. Orenha, Eliel Soares.
                                                    CDU 616.314:608.3
```

Catalogação na publicação: Ana Paula M. Magnus – CRB 10/2052

Reservados todos os direitos de publicação à
EDITORA ARTES MÉDICAS LTDA., uma empresa do GRUPO A EDUCAÇÃO S.A.

Editora Artes Médicas Ltda.
Rua Dr. Cesário Mota Jr., 63 – Vila Buarque
CEP 01221-020 – São Paulo – SP
Tel.: 11.3221.9033 – Fax: 11.3223.6635

É proibida a duplicação ou reprodução deste volume, no todo ou em parte,
sob quaisquer formas ou por quaisquer meios (eletrônico, mecânico, gravação,
fotocópia, distribuição na Web e outros), sem permissão expressa da Editora.

Unidade São Paulo
Av. Embaixador Macedo Soares, 10.735 – Pavilhão 5 – Cond. Espace Center
Vila Anastácio – 05095-035 – São Paulo – SP
Fone: (11) 3665-1100 Fax: (11) 3667-1333

SAC 0800 703-3444 – www.grupoa.com.br

IMPRESSO NO BRASIL
PRINTED IN BRAZIL
Impresso sob demanda na Meta Brasil a pedido do Grupo A Educação.

Agradecimentos

À Associação Brasileira de Ensino Odontológico (Abeno), aqui representada pelo Prof. Dr. Léo Kriger, pelo honroso convite para elaborarmos esta obra.

Aos Profs. Oene Hokwerda e Rolf Ruijter, da Universidade de Gröningen, Holanda; ao Prof. Dr. Jerome Rotgans, da Universidade de Aachen, Alemanha; à Profa. Dra. Lydia Katrova, da Universidade de Sofia, Bulgária; aos ergonomistas Joseph A. J. Wouters e Paul Engels, Holanda, membros da ESDE (European Society of Dental Ergonomics), pela permissão no uso de material didático.

Ao Prof. José Benedito Oliveira Amorim, por gentilmente nos ceder o espaço do Laboratório de Eletromiografia da Faculdade de Odontologia de São José dos Campos/Unesp, onde foram feitas algumas fotografias.

Aos colegas e colaboradores Angélica Cristiane Búlio Soares, Enzo Rosetti, Hárina Prates Villas-Bôas, Laiana Pereira da Silva e Francine Soares Orenha, pela inestimável participação na elaboração das imagens.

A Lincoln Henrique Moimaz Soares e à Mirella Anjos de Sousa, pelo suporte na realização das ilustrações.

Às empresas de equipamentos médico-odontológicos Dabi Atlante, Gnatus e Kavo, pela permissão na obtenção de imagens.

Wilson Galvão Naressi
Eliel Soares Orenha
Suely Carvalho Mutti Naressi

Prefácio

Esta obra é dedicada a todos aqueles que se preocupam com a educação continuada, pois "o objetivo da educação é despertar no indivíduo toda a perfeição de que ele seja capaz" (Kant).

A prática diuturna da odontologia é fortemente estafante. O estresse advém de fatores relacionados ao exercício profissional, tais como as características inadequadas do ambiente físico de trabalho nos quesitos iluminação, temperatura, ruído e cor; das exigências físicas da função – longas horas de trabalho, isolamento do cirurgião-dentista/equipe, trabalhos semirrepetitivos, competição entre profissionais e consequente necessidade de constante atualização e aperfeiçoamento técnico; do relacionamento profissional-paciente – lidar com suas expectativas, ansiedades, dores, faltas, atrasos, cancelamentos, falta de colaboração e não observância de instruções, inadimplência, entre outros e, por fim, a possibilidade de contágio por moléstias veiculadas pela saliva e sangue em função do inevitável contato físico com o paciente durante todo o tratamento.

A somatória dessas causas estabelece o universo de agressões psicossomáticas ao cirurgião-dentista e sua equipe, exigindo medidas para aliviar seu fardo diário. A ergonomia propicia a possibilidade de tornar menos penosa a execução dos procedimentos a serem realizados, em decorrência de sua relação com a antropometria, a fisiologia, a engenharia e a psicologia, buscando o completo entrosamento do profissional com seu equipamento e instrumental de trabalho.

A indústria de equipamentos tem procurado ajustar os produtos à necessidade do profissional, cabendo aos usuários explorar seus componentes da maneira mais adequada. Neste sentido, os autores apresentam novas propostas já implantadas nos últimos 10 anos em centros consagrados da área de ergonomia, mas que ainda necessitam ser absorvidas na sistemática odontológica brasileira.

A racionalização do trabalho, simplificando-o mediante a utilização de mão de obra auxiliar bem treinada, vem permitir a produtividade com qualidade cada vez mais comprovada. O procedimento clínico realizado a quatro ou seis mãos evidencia atuação diferenciada, possibilitando que o produto final seja concluído em tempo menor, para satisfação do paciente. No entanto, notamos que o cirurgião-dentista e sua equipe ainda têm pouca familiaridade na aplicação da ergonomia em sua atividade diária.

A implementação dos conceitos e práticas da biossegurança agregaram mais segurança ao desempenho da profissão, como a esterilização física utilizando vapor sob pressão e a aplicação de medidas visando aumentar o nível de imunização da equipe, por meio de vacinas contra as moléstias passíveis de ocorrer nos profissionais de saúde.

Assim sendo, os organizadores deste livro focaram a atividade odontológica dentro de parâmetros ajustados ao trabalho mais racionalizado possível, cabendo aos colegas utilizar tais ferramentas para que o sucesso profissional seja acompanhado da necessária qualidade de vida. Também foi incluída uma proposta para a readequação da disciplina de ergonomia a ser ministrada ao longo de toda a graduação, fornecendo subsídios para uma capacitação mais ajustada à preservação do profissional.

Wilson Galvão Naressi
Eliel Soares Orenha
Suely Carvalho Mutti Naressi

Sumário

1 | **Histórico e definições**   *11*
Wilson Galvão Naressi, Eliel Soares Orenha, Suely Carvalho Mutti Naressi

2 | **Aspectos anatômicos, fisiológicos e emocionais como componentes da ergonomia**   *17*
Wilson Galvão Naressi, Eliel Soares Orenha, Suely Carvalho Mutti Naressi

3 | **Epidemiologia, etiologia e prevenção das tecnopatias odontológicas (doenças ocupacionais)**   *31*
Wilson Galvão Naressi, Eliel Soares Orenha, Suely Carvalho Mutti Naressi

4 | **Planejamento das instalações do consultório**   *79*
Wilson Galvão Naressi, Eliel Soares Orenha, Suely Carvalho Mutti Naressi

5 | **Organização do trabalho**   *93*
Wilson Galvão Naressi, Eliel Soares Orenha, Suely Carvalho Mutti Naressi

6 | **Ergonomia odontológica: situação atual, desafios, propostas e metas**   *107*
Wilson Galvão Naressi, Eliel Soares Orenha, Suely Carvalho Mutti Naressi

7 | **Biossegurança**   *113*
Wilson Galvão Naressi, Eliel Soares Orenha, Suely Carvalho Mutti Naressi

Referências   *125*

Recursos pedagógicos que facilitam a leitura e o aprendizado!

OBJETIVOS DE APRENDIZAGEM	Informam a que o estudante deve estar apto após a leitura do capítulo.
CONCEITO	Define um termo ou expressão constante do texto.
LEMBRETE	Destaca uma curiosidade ou informação importante sobre o assunto tratado.
PARA PENSAR	Propõe uma reflexão a partir de informação destacada do texto.
SAIBA MAIS	Acrescenta informação ou referência ao assunto abordado, levando o estudante a ir além em seus estudos.
ATENÇÃO	Chama a atenção para informações, dicas e precauções que não podem passar despercebidas ao leitor.
RESUMINDO	Sintetiza os últimos assuntos vistos.
	Ícone que ressalta uma informação relevante no texto.
	Ícone que aponta elemento de perigo em conceito ou terapêutica abordada.
PALAVRAS REALÇADAS	Apresentam em destaque situações da prática clínica, tais como prevenção, posologia, tratamento, diagnóstico etc.

Histórico e definições

1

WILSON GALVÃO NARESSI
ELIEL SOARES ORENHA
SUELY CARVALHO MUTTI NARESSI

Desde o despontar da história, o homem vem lutando para aliviar o fardo de seus esforços diários. Considerada a longa extensão do percurso feito, seu progresso tem sido constante e seguro.

O aperfeiçoamento de ferramentas para cortar, amassar, raspar e perfurar tem facilitado ao ser humano a execução de suas tarefas diárias desde a Idade da Pedra. Este aperfeiçoamento contínuo e o acúmulo de conhecimentos têm potencializado a evolução da humanidade e, na atualidade, têm permitido uma melhor interação do homem com todo o ambiente, tanto durante a realização das tarefas quanto nas horas de lazer.

OBJETIVOS DE APRENDIZAGEM

- Entender o que é ergonomia e suas funções
- Compreender de que forma a ergonomia pode trazer melhorias para o trabalho do cirurgião-dentista

HISTÓRICO DA ERGONOMIA

No século XVIII, Ramazzini apresentou e discutiu as relações entre as condições ambientais e as características das ferramentas e dos equipamentos, além dos problemas de saúde decorrentes do seu uso. Mostrou, por exemplo, que as desordens por traumas acumulativos são causadas pelos movimentos repetitivos das mãos, pela má postura do corpo e pelo excessivo estresse mental.

Pelo menos quatro séculos separam os modernos estudos ergonômicos das pesquisas sobre anatomia realizadas por Leonardo da Vinci. Fascinado pela perfeição do corpo humano, da Vinci tentava captar a harmonia de proporções e de movimentos para transmiti-la em suas obras.

A ergonomia, com o auxílio da antropometria, da fisiologia, da engenharia e da psicologia, busca outro tipo de perfeição: o completo entrosamento entre o homem e seus instrumentos de trabalho.[1]

LEMBRETE

A ergonomia é caracterizada pela multidisciplinaridade (fazendo uso de conhecimentos provenientes de diversas áreas) e pela transdisciplinaridade (a integração dos conhecimentos permite abordagens fundamentais para gerar novas soluções de desenhos de sistemas, organizações, trabalhos, máquinas, ferramentas e produtos de consumo).

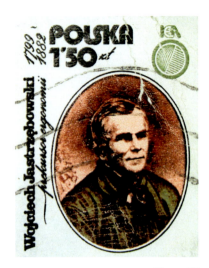

Figura 1.1 Wojciech Jastrzebowski.

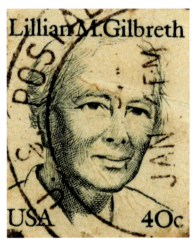

Figura 1.2 Lillian M. Gilbreth, precursora da ergonomia.

PARA PENSAR

Referindo-se à fadiga humana, Frank Gilbreth, o pai da moderna simplificação do trabalho, disse: "O desperdício em fadigas desnecessárias não equivale apenas a um desperdício econômico; é um desperdício de vida, que está a reclamar a imediata atenção de todos os que se interessam pelo indivíduo, grupo ou prosperidade econômica de um país".[1]

A palavra *ergonomia* vem dos termos gregos *ergon* (trabalho) e *nomos* (regras, leis) e foi utilizada pela primeira vez num jornal polonês, em 1857, por Wojciech Jastrzebowski (Fig. 1.1).[2] A velocidade do desenvolvimento cresceu grandemente no início da Revolução Industrial, com o aumento da demanda por ergonomia devido aos arranjos realizados para elevar a produtividade e melhorar a segurança do trabalhador dentro das fábricas.

No início, as medidas tinham como foco a seleção e o treinamento do trabalhador de acordo com as exigências apresentadas pelo tipo de trabalho ou tarefa, procurando adequar o homem ao trabalho, o que se mostrou pouco eficaz. O aperfeiçoamento do sistema homem-máquina começou quando os esforços foram direcionados no sentido de **adequar o trabalho ao homem**, com foco no aperfeiçoamento das ferramentas, dos equipamentos e do ambiente.

No início do século XX, Taylor e o casal Frank e Lillian Gilbreth (Fig. 1.2) realizaram estudos sobre o trabalhador como uma unidade isolada, cuja eficiência era medida levando-se em consideração seus movimentos na execução do trabalho, a fadiga, a deficiência do ambiente físico e o tempo gasto nas operações. Esses fatores serviram de parâmetros para a modificação de paradigmas, tendo aplicações diversas na atualidade.

A Organização Internacional de Normalização (ISO) é uma entidade que atualmente congrega os grêmios de padronização/normalização de 170 países. A ISO aprova normas internacionais em todos os campos técnicos e foi fundada em 23 de fevereiro de 1947, em Genebra, na Suíça.

A partir de 1950, houve um avanço muito mais significativo e organizado com a criação da Associação Internacional de Ergonomia (IEA), concebida em seminário, na Holanda, da Agência Europeia de Produtividade em 1957, com sede na Suíça; hoje há 42 sociedades federadas ao redor do mundo.

Na mesma época foi criada a Sociedade de Fatores Humanos nos Estados Unidos, estando suas pesquisas bastante relacionadas ao Departamento de Defesa Aérea dos EUA (Usaf).

A Sociedade Europeia de Ergonomia Odontológica (ESDE), federada à IEA, foi fundada em 1987 com o objetivo de coletar, analisar, acompanhar, publicar e arquivar o conhecimento científico referente à ergonomia odontológica e à prática da odontologia (organização, biossegurança, psicologia, etc.).

Esta importante sociedade foi criada e composta inicialmente devido à necessidade dos membros integrantes do Grupo de Trabalho em Ergonomia e Higiene da Federação Dentária Internacional (FDI) de ter uma estratégia para potencializar a organização e o desenvolvimento da ergonomia odontológica.

Após mais de duas décadas de intensas atividades e estudos na área, originou-se a publicação de relatórios técnicos[3] e do documento "Requisitos ergonômicos para o equipamento odontológico: diretrizes e recomendações para o *design*, a construção e a seleção do equipamento odontológico", em maio de 2006.[4] Este documento foi também enviado à ISO/FDI e serviu de base para a elaboração do projeto de norma, o qual está em fase de avaliação pelos comitês membros da ISO nos diversos países, representado no Brasil pela Associação Brasileira de Normas Técnicas (ABNT).

A ASSOCIAÇÃO BRASILEIRA DE ERGONOMIA (ABERGO) FOI FUNDADA EM 30 DE NOVEMBRO DE 1986 COM AS SEGUINTES FINALIDADES:

- estimular a formação, a pesquisa e o desenvolvimento científico e tecnológico no campo da ergonomia;
- inserir a ergonomia na comunidade científica no sentido de promover um desenvolvimento social autossustentável;
- promover e apoiar reuniões, cursos, eventos e outras atividades que contribuam para o desenvolvimento, a formação, a difusão e o intercâmbio de conhecimentos em ergonomia;
- realizar ou apoiar publicações de boletins, anais, livros e periódicos em ergonomia e assuntos correlatos;
- desenvolver ações que visem à melhoria conjunta das condições de trabalho, saúde, segurança e vida dos trabalhadores e da qualidade de vida da comunidade em geral, por um lado, e da eficácia do trabalho, por outro;
- assessorar órgãos do governo e entidades normalizadoras na elaboração de programas, projetos e normas que visem à ordenação, ao desenvolvimento, à difusão e à aplicação da ergonomia;
- representar os interesses de seus associados junto a entidades nacionais e internacionais, especialmente junto à IEA;
- assegurar à sociedade uma prática correta e preparada dos profissionais com competência adquirida em ergonomia por meio das formações acreditadas e/ou certificadas mediante seus processos intrínsecos.

Para atingir seus objetivos, a ESDE se fundamenta em cinco pilares estratégicos:

- relações públicas;
- encontros anuais;
- programas de treinamento e estudos de ergonomia;
- apoio e suporte para a criação de sociedades nacionais de ergonomia odontológica;
- desenvolvimento de projetos de pesquisa em ergonomia odontológica em parceria com agências de fomento à pesquisa.

Na década de 1960, o currículo odontológico brasileiro viu despontarem em ergonomia os professores Fábio de Angelis Porto, Jaime Renato Furquim de Castro, Danillo Eleutério, Ernesto Pilotto Gomes de Medeiros, Vitoriano Truvijo Bijella e Ervino Marquart, considerados os pioneiros na área.

Em 1970, foi criado o Grupo Brasileiro de Estudos de Orientação Profissional Odontológica (GBEOPO), congregando outros professores dessa área (Olavo Bergamachi Barros, Maria Devanir Figlioli, Wilson Galvão Naressi, Roberto Luís Terence, Hélion Leão Lino, Fernando Molinos Pires, Germano Tabacof, entre outros) que muito contribuíram para o incremento da ergonomia odontológica no Brasil.

Desde então, muito do que foi realizado no campo da ergonomia odontológica deve-se ao trabalho pioneiro dessa equipe em conjunto com o segmento produtivo: os fabricantes brasileiros de equipamentos odontológicos.

ERGONOMIA: CONCEITO E APLICABILIDADE

A ergonomia compreende um conjunto de conhecimentos científicos relativos ao homem que visa à melhor adaptação das situações de trabalho aos trabalhadores. Sua prática fundamenta-se na análise da tarefa, que busca constituir o quadro diagnóstico dos pontos críticos específicos àquele posto de trabalho.[5]

Ciência que trata das interações dos diferentes elementos humanos e materiais, a ergonomia procura definir a divisão de tarefas entre operadores, instrumentos e equipamento; as condições de funcionamento ótimo desse conjunto de elementos; e a carga de trabalho para cada operador.[7-9] A execução de uma tarefa deve ocorrer em condição de saúde, conforto funcional e eficiência.[7]

Ergonomia

Definida por van Wely[6] como a "aplicação das ciências biológicas em conjunto com as ciências mecânicas para conseguir a melhor adaptação mútua do homem ao seu trabalho, visando melhor eficiência e prosperidade humana", a ergonomia tem vasta aplicação em todos os ramos da atividade profissional.

Iida[10] mostra que há necessidade de aliar fatores objetivos (racionais) e subjetivos (emocionais) na concepção de um desenho. Hoje o mercado é predominantemente ofertante, isto é, a oferta é maior do que a demanda. Isso gera uma necessidade de diferenciação do produto para atrair a atenção do consumidor; portanto, a forma (desenho do instrumento ou produto e características do serviço prestado) deve contemplar harmonicamente os aspectos racionais e emocionais.

Mais atenção, portanto, deve ser dispensada à integração da ergonomia ao projeto de produto. Os instrumentos e suas sistemáticas de utilização que forem concebidos levando em consideração as necessidades e as limitações humanas estarão certamente mais bem adaptados às suas finalidades.[11-13]

A ergonomia deve ser efetivada de forma abrangente em diversos momentos. De acordo com Wisner[9] e Iida,[10] pode ser **classificada** em:

- **ergonomia de concepção** – ocorre durante o projeto do produto, da máquina, do ambiente ou do sistema;
- **ergonomia de correção** – aplicada a situações reais para resolver problemas que se refletem em segurança, fadiga excessiva, doenças do trabalhador ou quantidade e qualidade da produção;
- **ergonomia de conscientização** – oferece informações para capacitar os usuários na identificação e na correção dos problemas do dia a dia e realizar ajustes necessários de acordo com a alteração do volume

de produção, renovando oportunamente o sistema homem-máquina-ambiente;
- **ergonomia de participação** – procura manter os usuários informados, fazendo a realimentação de informações para as fases de conscientização, correção e concepção (Fig. 1.3).

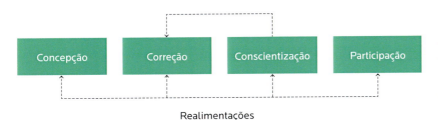

Figura 1.3 Ocasiões da contribuição ergonômica.

Fonte: Iida.[10]

Wisner[9] ainda distingue **dois campos principais**:
- **ergonomia do produto** – concepção de produtos com atenção voltada para sua otimização ao bem-estar do usuário, considerando suas características e necessidades de conforto e segurança;
- **ergonomia da produção** – ocupa-se da organização dos métodos de trabalho, da distribuição de tarefas, do desenvolvimento de padrões e protocolos com treinamento constante.

Ao realizar determinado procedimento, a maioria dos profissionais preocupa-se com o que está sendo feito e não com **a maneira como o trabalho está sendo realizado**, ou seja, com a autocrítica do comportamento pessoal na realização do procedimento. O desenvolvimento dessas habilidades de autocorreção implica o conhecimento de técnicas que facilitem essa mudança comportamental.

Como profissão, a odontologia teve um fantástico desenvolvimento em quase todos os seus diversos segmentos técnico-científicos. No entanto, há casos de inadequação entre operador, equipamento e instrumental nessa área.[15,16]

Assim, essa profissão defronta-se na atualidade com o **desafio de inovar**, buscando melhor aproveitamento de seus recursos. Isso se faria rápida e facilmente se fosse apenas questão de tecnologia. O problema, porém, é operar uma mudança de atitudes no profissional cirurgião-dentista quanto a sua forma de atuação nas diferentes atividades de um procedimento, muitas vezes complexas e interdependentes.[17,18]

Na realidade atual da odontologia brasileira, há necessidade de aplicação dos conhecimentos das ciências de racionalização do trabalho (ergonomia), com os quais o cirurgião-dentista ainda tem pouca familiaridade.

Isso é de extrema importância, uma vez que o exercício profissional obriga a um trabalho físico que exige a mais perfeita adequação em relação ao equipamento, sem a qual decorrerão graves prejuízos, quer sob o ponto de vista de alterações da saúde, quer sob o ponto de vista econômico.

PARA PENSAR

Atualmente, observa-se cada vez mais a importância da adaptação do trabalho ao homem, às suas características e restrições, aos seus valores e limitações. Busca-se tornar as tarefas menos penosas e, ao mesmo tempo, mais produtivas. O homem passa a ser encarado não mais como um complemento do complexo de produção, mas como fator básico de seu acionamento.[14]

2

Aspectos anatômicos, fisiológicos e emocionais como componentes da ergonomia

WILSON GALVÃO NARESSI
ELIEL SOARES ORENHA
SUELY CARVALHO MUTTI NARESSI

Neste capítulo serão apresentadas somente as funções que interessam à ergonomia e influem no desempenho do trabalho:

- função neuromuscular;
- coluna vertebral;
- visão;
- audição;
- propriocepção.

Tais conhecimentos são essenciais para o desenvolvimento dos próximos capítulos.

OBJETIVOS DE APRENDIZAGEM

- Aprender sobre aspectos anatômicos, fisiológicos e emocionais que interferem na ergonomia
- Entender o funcionamento neuromuscular
- Compreender o funcionamento da coluna vertebral e como prevenir lesões
- Entender o funcionamento da visão e da audição, e como evitar que sejam prejudicadas no cotidiano de trabalho

FUNÇÃO NEUROMUSCULAR

O corpo humano apresenta alta capacidade de mobilidade, a qual é exercida por **contrações musculares**. Os músculos são comandados pelo sistema nervoso central, interagindo com estímulos ambientais.

O sistema nervoso é constituído por **neurônios**, caracterizados por sensibilidade a estímulos e condutibilidade de sinais de natureza eletroquímica, que se propagam ao longo das fibras nervosas.

Os sinais produzidos por algum estímulo externo (luz, som, temperatura, acelerações, agentes químicos) ou do próprio corpo (movimentos das articulações, tato) são conduzidos via sinapses até o sistema nervoso

LEMBRETE

A velocidade da transmissão de estímulos nervosos depende de fatores como integridade dos neurônios (camada de mielina), frequência de utilização das sinapses (fadiga) e acúmulo de catabólitos (acidez).[1]

central (via aferente), onde é interpretado e processado, gerando uma decisão. Esta decisão retorna pelos nervos motores (via eferente), que se conectam aos músculos e provocam movimentos, como mastigação, fala, apreensão e descarte de instrumentos, movimentação de braços ou pernas.

MÚSCULOS

Os músculos são responsáveis pelos movimentos do corpo. Eles transformam a energia química em contrações e, portanto, em movimentos. Isso é feito pela oxidação de gorduras e hidratos de carbono, em uma reação química exotérmica, resultando em trabalho e calor.

Os músculos do corpo humano classificam-se em três tipos: estriados, lisos e cardíacos.

Os **músculos estriados** estão sob o controle consciente, e é por meio deles que o organismo realiza trabalhos, interagindo com os demais tipos musculares. São formados de fibras longas e cilíndricas, com comprimento de até 30 cm, dispostas paralelamente. As fibras, por sua vez, compõem-se de centenas de elementos delgados, de até 3 micra, paralelos entre si e muito uniformes, chamados de miofibrilas. Estas compõem-se de sarcômeros, miosina e actina, que realizam a contração.

Os **músculos lisos** encontram-se nas vísceras (intestinos, vasos sanguíneos, bexiga, aparelho respiratório e outras).

Os **músculos do coração**, ou cardíacos, são diferentes de todos os outros e, à semelhança dos músculos lisos, são de comando involuntário.

O músculo nutre-se de oxigênio, glicogênio e outras substâncias pelo sistema circulatório. Este é constituído de artérias, que vão se ramificando sucessivamente até se transformarem em vasos capilares. No interior do músculo há inúmeros capilares extremamente finos que permitem uma fácil transferência de substâncias do sangue para o músculo.

Fadiga muscular

Provocada pela deficiência da irrigação sanguínea do músculo, reduzindo sua capacidade de movimentação. A diminuição do fluxo sanguíneo determina, dentro do músculo, um acúmulo de ácido lático e potássio, assim como calor, dióxido de carbono e água, gerados durante o metabolismo.

A contração muscular comprime as paredes dos capilares, dificultando a circulação, causando rapidamente a fadiga. O relaxamento muscular permite o restabelecimento da circulação sanguínea. Assim, o músculo deve se contrair e relaxar com alguma frequência, funcionando como uma bomba hidráulica (bomba muscular).

Para cada movimento há pelo menos **dois músculos que trabalham antagonicamente**: quando um se contrai, outro se estende. O que se contrai chama-se protagonista, e o que se relaxa, antagonista. Por exemplo, ao fazer a flexão do antebraço sobre o braço, há contração do bíceps e extensão do tríceps. Para estender o antebraço, há inversão, com extensão do bíceps e contração do tríceps.[1]

COLUNA VERTEBRAL

É uma estrutura óssea constituída de 33 vértebras sobrepostas, que se classificam em cinco grupos: 7 cervicais, 12 torácicas ou dorsais, 5 lombares, 5 sacrais e as 4 da extremidade inferior, que são pouco desenvolvidas e constituem o cóccix. As 9 últimas vértebras são fixas e situam-se na região da pelve; também se chamam sacrococcígeas.

As vértebras torácicas estão unidas a **12 pares de arcos costais**, formando a caixa torácica, que limitam os movimentos vertebrais. Cada vértebra sustenta o peso de todas as partes do corpo situadas acima dela. Assim, as vértebras inferiores são maiores, porque precisam sustentar maiores pesos.

Para equilibrar-se, a coluna apresenta **três curvaturas**: a concavidade cervical, a convexidade torácica e a concavidade lombar (Fig. 2.1 A-C).[1,2]

LEMBRETE

Apenas 24 das 33 vértebras da coluna são flexíveis, e, destas, as que têm maior mobilidade são as cervicais (pescoço) e as lombares (abdominais), sendo, por isso, as regiões de maior prevalência de problemas e dor.

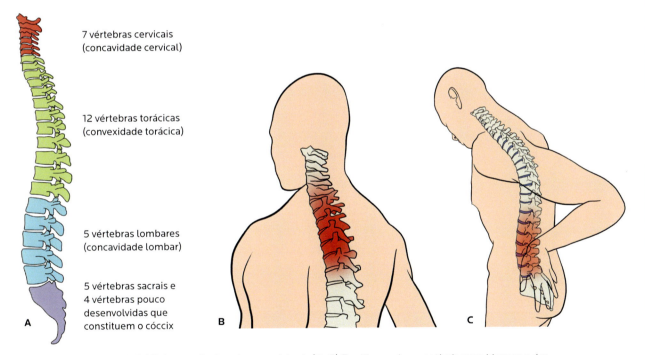

Figura 2.1 A-C (A) Anatomia da coluna vertebral. (B-C) Regiões mais suscetíveis a problemas e dor.

A coluna tem duas propriedades: rigidez e mobilidade. A **rigidez** garante a sustentação do corpo, permitindo a postura ereta. A **mobilidade** permite rotação para os lados e movimentos para a frente e para trás. Isso possibilita grande movimentação da cabeça e dos membros superiores.

Entre uma vértebra e outra existe o **disco cartilaginoso**, composto de uma massa gelatinosa; este conjunto de vértebra e disco chama-se **espôndilo**. Os espôndilos também se conectam entre si por ligamentos.

Os movimentos da coluna vertebral tornam-se possíveis pela compressão e descompressão dos discos e pelo deslizamento dos ligamentos.

A coluna vertebral contém um canal formado pela superposição dos espôndilos, por onde passa a **medula**, que se liga ao encéfalo. A medula funciona como uma grande "avenida" por onde circulam todas as informações sensitivas, que transitam da periferia para o cérebro e retornam, trazendo as ordens para os movimentos motores.

A ruptura da medula interrompe o fluxo de informações, causando paralisia. A adoção de má postura de trabalho, com inclinações excessivas e movimentos de torção, pode acarretar rompimento do disco intervertebral com consequente compressão da medula e/ou das raízes dos nervos, processo muito doloroso denominado hérnia de disco (Fig. 2.2 A-C).

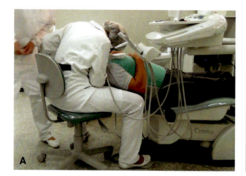
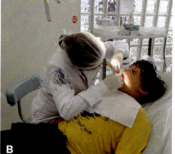
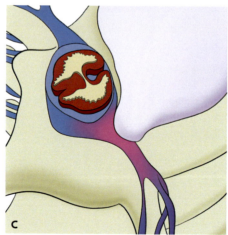

Figura 2.2 Exemplos de má postura de trabalho (A e B) que podem acarretar rompimento do disco intervertebral (C).

Os discos cartilaginosos nutrem-se pela difusão dos tecidos vizinhos. As compressões e descompressões alternadas dos discos funcionam como uma bomba hidráulica que os irriga, mecanismo prejudicado quando ocorrem cargas estáticas por esforço físico, má postura no trabalho ou deficiência da musculatura de sustentação por tempo prolongado, podendo levar a processos inflamatórios (espondilartrites) ou mesmo a degeneração (espondilartroses). As principais alterações da coluna são lordose, cifose e escoliose (Fig. 2.3).[2,3]

Ergonomia e Biossegurança em Odontologia

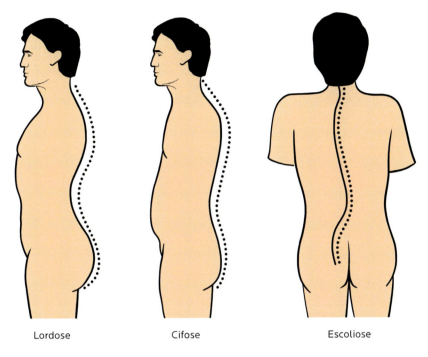

Lordose   Cifose   Escoliose

Figura 2.3 As principais alterações da coluna são lordose, escoliose e cifose.

Lordose
É o aumento da concavidade posterior da curvatura na região cervical ou lombar, acompanhado por uma inclinação da pelve para a frente.

Cifose
É o aumento da convexidade torácica, correspondendo ao "corcunda". A cifose acentua-se nas pessoas de idade avançada.

Escoliose
É o desvio lateral da coluna. A pessoa vista de frente ou de costas pende para um dos lados, direito ou esquerdo.

O ideal é prevenir para que essas deformações não apareçam. Isso é feito com exercícios para fortalecer a musculatura dorsal e evitando-se cargas pesadas ou posturas inadequadas, principalmente se estas forem prolongadas, sem permitir mudanças frequentes.

Quando se permanece durante muito tempo na mesma postura, com a cabeça inclinada para a frente, ocorre fadiga da musculatura da região lombar, fenômeno conhecido como lombalgia. Há diversos graus de lombalgia: alguns provocam fortes dores e podem incapacitar para o trabalho em períodos de 3 a 10 dias; dependendo da gravidade, esse período pode estender-se até por meses. A lombalgia ocorre por distensão dos músculos e ligamentos vertebrais ou movimentos bruscos de torção.[1]

LEMBRETE
As pessoas portadoras dessas degenerações na coluna não estão impedidas de trabalhar, mas, dependendo do grau em que estas ocorrem, devem evitar esforços físicos exagerados.

VISÃO

De todos os sentidos, a visão é responsável pelo maior número de sensações produzidas no organismo humano. É o mais utilizado nas relações entre o homem e o meio exterior, e o mais útil de todos os processos sensoriais. Da visão deriva-se a maior parte de nossa experiência e, portanto, de nossos conhecimentos.[4]

Toda atividade profissional tem uma meta definida: a **produtividade**. É um fenômeno objetivo do desempenho profissional, realizado mediante a visualização da tarefa e sua consequente execução, tendo como intermediários os fatores ambientais.

PARA PENSAR
Para a vida humana, luz e visão são fenômenos de tal modo interligados, que não é possível considerar um sem o outro. Sem luz, não haveria visão; e do complexo luz-visão resulta o que se pode chamar "visibilidade".

> **ATENÇÃO**
>
> O objetivo da utilização da função visual é, em certos casos, a simples e tão somente percepção da luz; noutros casos, é a percepção de objetos iluminados e o reconhecimento de sua forma, posição e detalhes na execução de determinadas tarefas visuais, condições mais frequentes e gerais.[4]

O exercício da odontologia não constitui exceção a essa condição: o clínico, por intermédio de um fator físico (iluminação), consegue visualizar sua tarefa profissional e executá-la mediante ação motora. Dessa forma, desde que esteja em situação de conforto funcional, seu rendimento será sempre melhorado. Contudo, nem sempre se verifica esse conforto funcional, o que torna a jornada de trabalho algo estafante. A perda em fadigas desnecessárias acarreta alteração na habilidade de movimentos e na coordenação motora.

A luz, devidamente modulada pela **reflexão** no objeto a ser visto, propicia a visão. A luz monocromática apresenta-se em seu ótimo de estimulação no comprimento de onda de 555 nanômetros (nm): nesse nível o órgão visual tem a sensibilidade máxima. À medida que esse ótimo de excitação começa a decrescer, a estimulação vai ressentindo-se, e um esforço cada vez maior dos músculos responsáveis pela dilatação e pela constrição pupilar vai provocando a fadiga visual, gradativamente.

Quanto maior for o grau de fadiga visual, tanto maior será a dificuldade em realizar um trabalho corretamente e manter a produtividade em níveis satisfatórios. No desempenho de uma tarefa profissional, o binômio visão-realização do trabalho é condicionado por componentes físicos e não físicos.

Aos componentes físicos relacionam-se as condições gerais do ambiente físico de trabalho, enquanto os não físicos referem-se às condições emocionais do operador. Da interação de ambos, de acordo com o moderno conceito de ergonomia, expresso pelo triângulo ergonômico (saúde, conforto e eficiência), temos a produtividade do trabalho, qualitativa e quantitativamente.

As condições de visibilidade dos objetos devem ser tais que permitam ao observador a realização da tarefa visual com segurança, precisão, rapidez e eficiência, sem produzir-lhe estado de tensão psíquica excessiva ou demasiado dispêndio de energia nervosa.

A qualidade da iluminação depende de quatro condições:
- deve ter nível apropriado, adequado à visibilidade de objetos;
- não deve modificar sensivelmente as cores com que os objetos se mostram quando iluminados pela luz natural, o que é obtido quando a fonte luminosa possui temperatura de cor em torno de **5.500 °K**;
- não deve produzir ofuscamento, que ocorre quando os olhos adaptados para ver objeto de certa luminância recebem simultaneamente a luz enviada por fonte de luminância muito maior;
- deve ser distribuída e orientada de modo a permitir a visão de relevos, mas sem a produção de sombras de alto contraste.

> **Iluminação**
>
> A iluminação para o trabalho deve ter duas finalidades principais:
> - permitir que o trabalhador execute de maneira eficaz sua tarefa visual;
> - melhorar a capacidade e o rendimento de trabalho, contribuindo como elemento condicionador do ambiente.

MOVIMENTO DOS OLHOS E FADIGA OCULAR

O globo ocular é como uma esfera que pode movimentar-se em sua cavidade orbitária. É sustentado por seis músculos externos. Quatro desses, os retos, movimentam o globo ocular para cima, para baixo e para os lados; os outros dois, oblíquos, executam os movimentos de rotação em torno do eixo anteroposterior do olho.

Na porção interna do globo ocular, por trás da pupila, encontra-se o cristalino, que enfoca a luz na retina. É suspenso em seu equador por sólidas fibras elásticas; quando estas se estendem e aplanam o cristalino, essa posição (que corresponde à menor potência refringente) representa o estado de repouso do olho. É a posição do ponto do infinito. Em contrapartida, a posição do ponto próximo se realiza pelo músculo ciliar, que contrai concentricamente o anel em que estão fixadas as fibras que sustentam o cristalino: este se espessa, devido a sua elasticidade (Fig. 2.4 A-C).

A colocação de objeto em ponto próximo (visão próxima) provoca uma ação muscular que, quando longa, resulta fatigante: os olhos convergem e necessitam de um esforço para manterem-se nessa posição. Quanto mais demorada for a solicitação a essa convergência, tanto maior será o grau de fadiga ocorrido.

Os movimentos dos olhos estão coordenados para que a luz procedente do objeto seja enfocada simultaneamente por ambos; isso requer um controle de grande precisão por parte dos músculos e uma maior irrigação sanguínea.

A distância intervém na percepção da profundidade. Assim, ao olhar um objeto próximo, os dois eixos ópticos estão convergentes sobre o objeto: forma-se uma imagem em cada retina. O olho direito vê o objeto um pouco mais à direita, e o olho esquerdo, um pouco mais à esquerda; no entanto, as duas imagens são percebidas como uma só: é a acuidade com que o indivíduo é capaz de estabelecer discriminações em profundidade. Essa faculdade é também conhecida como visão estereoscópica.[4]

Os músculos ciliares controlam o diâmetro da pupila (que recebe a luz) e a curvatura do cristalino (que a enfoca na retina). Essa função, conhecida como **acomodação visual**, é a propriedade que o olho tem de fazer variar a refringência do seu aparelho dióptrico, de modo a poder receber precisamente sobre a retina as imagens de objetos situados a diferentes distâncias.

Uma revisão sistemática na literatura realizada por Leggat e colaboradores[5] em 2006 encontrou que a prevalência dos problemas com a visão em cirurgiões-dentistas é em torno de 10%, mas um estudo na Arábia Saudita encontrou uma prevalência de 42%. Os autores relatam também que, no Reino Unido, o uso de proteção visual pelos cirurgiões-dentistas é de apenas 52% durante a utilização de instrumentos de corte em laboratório.

VÍCIOS DE REFRAÇÃO VISUAL

A visão emetrope ("normal") é passível de sofrer alterações; destas, as que mais diretamente estão relacionadas ao exercício da odontologia são hipermetropia, miopia, astigmatismo e presbiopia, apresentados a seguir (Fig. 2.4 A-C).

A hipermetropia é latente no jovem e se manifesta a partir dos 40 anos. No hipermetrope jovem, a hiperfunção do músculo acomodador pode corrigir perfeitamente o vício de refração, apresentando-se o portador em condição emetrope. No grupo etário a partir dos 40 anos a condição é manifesta, obrigando ao uso de lentes corretivas para a realização de qualquer trabalho visual próximo; isso ocorre porque a correlação convergência-acomodação começa a se interromper. Portanto, a fadiga visual está intimamente relacionada com a interação hipermetropia-convergência-acomodação.

ACUIDADE VISUAL

Acuidade visual

Faculdade que o olho tem de distinguir dois pontos mais ou menos aproximados e situados no mesmo plano perpendicular ao eixo visual. O poder separador da retina é tanto maior quanto menor for a distância entre os pontos impressionados.

Dentre as diferentes espécies de investigação da visão direta, sobressai a **pesquisa do senso das formas**. Para o exercício dessa função, denominada acuidade visual, concorrem o aparelho dióptrico ocular, a retina, o nervo óptico e o sistema nervoso central, que pelas vias ópticas recebe a imagem, transformando-a em percepção consciente.[4]

A acuidade visual pode ser classificada em dois tipos: para perto e para longe. No primeiro, a acomodação visual situa-se num ponto à distância de 0,37 m do observador; é, praticamente, o utilizado no exercício da odontologia. No segundo tipo, a acomodação visual situa-se num ponto à distância de 6 m do observador.

Ergonomia e Biossegurança em Odontologia | 25

Figura 2.4 (A-C) Globo ocular: emetropia, hipermetropia, miopia, astigmatismo, presbiopia.

Presbiopia

É uma alteração devida à perda de elasticidade do cristalino e ao enfraquecimento do músculo ciliar. O poder de acomodação fica diminuído; a acuidade visual para perto ocorre em um ponto além de 0,37 m do observador. É também conhecida como "vista cansada".[4,6]

Astigmatismo

Condição de refração na qual os raios paralelos são focalizados em pontos diferentes da retina. Geralmente interfere na visão próxima e na distante, e sua correção exige o uso de lentes.[4,6]

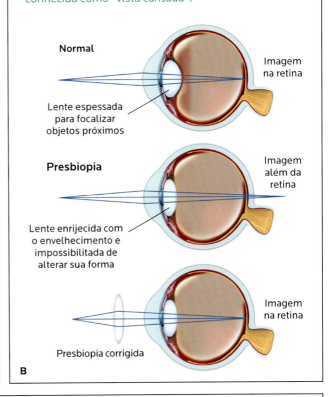

Hipermetropia

Estado de refração ocular no qual os raios luminosos paralelos que alcançam o olho chegam à retina antes de se reunirem para formar o foco.[4,6] É o vício de refração mais encontrado na humanidade; porém é menos percebido pelo indivíduo em virtude da compatibilidade com a visão normal (emetropia).

Miopia

Estado de refração ocular em que os raios luminosos paralelos chegam à retina depois de reunidos no foco. Sua correção exige o uso de lentes.[4,6]

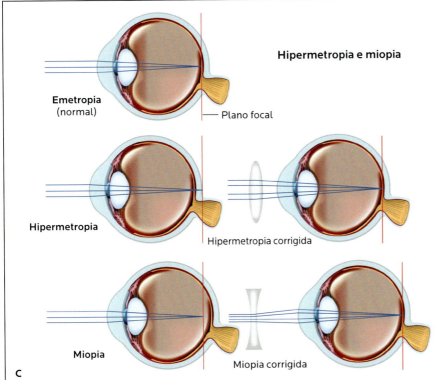

CONDIÇÕES BÁSICAS DA VISIBILIDADE

Campo visual

É a porção do espaço no qual situam-se os objetos expostos à visão.

Além dos agentes que determinam a qualidade da iluminação, a visibilidade depende de condições próprias do observador e das condições do campo visual.[4] As condições fisiológicas e psicológicas de um observador sadio contribuem para o adequado funcionamento da visão no desempenho de uma boa tarefa profissional.

O campo visual é a porção do espaço no qual situam-se os objetos expostos à visão. Suas condições próprias são:[22]

- dimensão angular do objeto;
- contraste entre esse objeto e o fundo sobre o qual se projeta;
- tempo de exposição à visão;
- luminância do objeto iluminado.

INTERAÇÃO DA LUZ, VISÃO E EXECUÇÃO DA TAREFA

LEMBRETE

A presença de um bom refletor no equipamento odontológico tem uma importância fundamentada pela tríade luz – visão – execução da tarefa.

A luz é um agente sensorial que estimula os fotorreceptores (exteroceptores), cujos impulsos nervosos vão sendo captados e transmitidos pelos receptores internos até o córtex, e este, mediante estímulos bioquímicos, hormonais e humorais, produz uma resposta por intermédio do neurônio eferente (a execução mecânica de um ato). Assim, temos configurada a tríade luz-visão-execução da tarefa.

Ora, considerando-se que o exercício da odontologia fundamenta-se na interação luz, visão e execução da tarefa profissional, entende-se que a consecução dessa tarefa se realiza em função de **atos mecânicos e respostas motoras**, sujeitos a determinadas constantes orgânicas: à medida que estas vão alterando-se pelo esforço despendido, a sensação de fadiga vai avolumando-se.

Ante qualquer agente agressivo, tanto de ordem externa quanto interna (componentes físicos e não físicos), o primeiro escalão de respostas localiza-se no interior da célula agredida (fase intracelular). A resposta consiste em aceleração do catabolismo celular e, posteriormente, em intensidade reparadora do anabolismo.

Essa modificação do metabolismo celular tem como consequência a **formação de produtos químicos intermediários**, de caráter estranho, tóxicos para a célula e para o organismo. Estes passam ao sangue circulante e afetam o sistema das correlações intercelulares, essencialmente, o sistema nervoso vegetativo e as glândulas endócrinas, sobretudo a hipófise e as suprarrenais.

Em uma terceira fase, como consequência das anteriores, afetam-se o sistema nervoso central e o psiquismo do indivíduo. É nessa fase que geralmente ocorrem os acidentes de trabalho, pelo processo de fadiga plenamente instalado.

AUDIÇÃO

A função do ouvido é captar e converter as ondas de pressão do ar em sinais elétricos, que são transmitidos ao cérebro para produzir as sensações sonoras. Se os olhos se assemelham a uma câmera fotográfica, o ouvido assemelha-se a um microfone.

ANATOMIA DO OUVIDO

O ouvido é dividido em três partes: externo, médio e interno. Os sons chegam por vibrações do ar, captados pelo ouvido externo, transformando-se em vibrações mecânicas, no ouvido médio, e finalmente em pressões hidráulicas, no ouvido interno. Essas pressões são captadas por células sensíveis no ouvido interno e transformadas em sinais elétricos (Fig. 2.5) que se transmitem ao cérebro.[1]

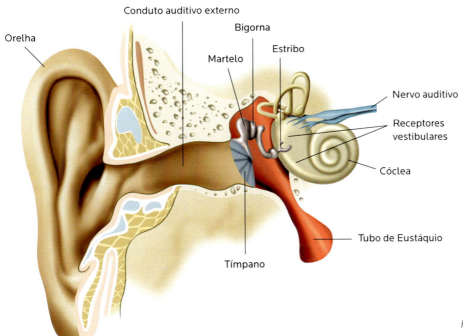

Figura 2.5 Anatomia do ouvido humano.

O ouvido externo é constituído do pavilhão auditivo (orelha) e do conduto auditivo externo, que termina na membrana do tímpano. As ondas sonoras provocam vibrações nessa membrana. A pressão nas duas faces dessa membrana é mantida mais ou menos constante pelo tubo de Eustáquio, um canal que liga o ouvido médio à faringe.

No ouvido médio o som se transmite através de três ossículos chamados martelo, bigorna e estribo, por terem formas que lembram esses objetos. Esses ossículos captam as vibrações do tímpano e as transmitem a outra membrana fina na janela oval, que separa o ouvido médio do ouvido interno. Os ossículos podem amplificar as vibrações em até 22 vezes.

 As vibrações sonoras que chegam do ouvido interno convertem-se em pressões hidráulicas dentro de um órgão chamado cóclea, por ter a forma de um caracol. Dentro da cóclea existem células sensíveis que captam as diferenças
de pressão e as transformam em sinais elétricos, que se transmitem ao cérebro pelo nervo auditivo, onde são decodificados em sensações sonoras.

 Os ruídos de natureza interna (produzidos no consultório, por motores de alta e baixa velocidade – 82 e 86 decibéis (dB) –, compressor de ar, bomba de sucção e outros), quando excedem a 60 dB, vão progressivamente lesando a integridade do ouvido interno.

No ouvido interno situam-se também os **receptores vestibulares**, responsáveis pela percepção da posição e acelerações.

PERCEPÇÃO DO SOM

Os movimentos mecânicos bruscos no ambiente produzem flutuações da pressão atmosférica que se propagam em forma de ondas que, ao atingir o ouvido, produzem a sensação sonora. Um som é caracterizado por três variáveis: frequência, intensidade e duração.

PROPRIOCEPÇÃO

A propriocepção fornece informações sobre movimentos de partes do corpo, sem necessidade de acompanhamento visual. Permite também perceber forças e tensões internas e externas exercidas pelos músculos.

As células receptoras estão situadas nos músculos, nos tendões e nas articulações. Quando há uma contração muscular, essas células transmitem informações ao sistema nervoso central sobre os movimentos e as pressões que estão ocorrendo, permitindo sua percepção e a manutenção do equilíbrio.[7]

A propriocepção é importante no trabalho, pois muitos movimentos dos pés e das mãos devem ser feitos sem acompanhamento visual, enquanto a visão se concentra em outras tarefas realizadas simultaneamente. Isso ocorre, por exemplo, na realização de um preparo cavitário, em que o profissional aciona o pedal de comando ao mesmo tempo em que movimenta as mãos. Ocorre também na percepção necessária ao endodontista na manipulação de um conduto radicular, ou ainda na percepção do periodontista na raspagem da superfície distal de molares.

ASPECTOS EMOCIONAIS

Enfatizando os aspectos emocionais (empatia, afeição e satisfação) e fazendo uso dos conhecimentos de ciências humanas, como psicologia e sociologia, a ergonomia contemporânea visa tornar o atendimento odontológico mais agradável e prazeroso e, assim, contribuir para a desmistificação da imagem do cirurgião-dentista, desvinculando-a de sentimentos e experiências desagradáveis. Esse contexto leva a uma melhor relação entre profissional e paciente, em que o profissional tem satisfação em prestar o atendimento e o paciente sente-se mais bem acolhido.

3

Epidemiologia, etiologia e prevenção das tecnopatias odontológicas (doenças ocupacionais)

WILSON GALVÃO NARESSI
ELIEL SOARES ORENHA
SUELY CARVALHO MUTTI NARESSI

EPIDEMIOLOGIA DAS TECNOPATIAS

A adequação entre operador, equipamento e instrumental frequentemente não é observada na realização do procedimento, e o profissional assume posturas inadequadas de trabalho. Consequentemente, na execução da tarefa, haverá somatória de **traumatismos** que poderão originar as tecnopatias odontológicas.[1,2]

Na Holanda, na Bélgica e em Luxemburgo foi realizado um estudo para avaliar a postura adotada por 1.250 cirurgiões-dentistas durante a execução de procedimentos odontológicos, denominado Projeto Sonde.[2] Os autores concluíram que elevadas porcentagens de desvios em relação à postura de trabalho adequada são praticadas pelos profissionais:

- 89% demonstram flexão da cabeça para a frente excedendo 20-25°, o que é considerado limite para uma posição saudável;
- 61% demonstram rotação do pescoço em combinação com forte flexão para a frente;
- 63% demonstram flexão da parte superior do corpo excedendo 20°, o limite para uma posição saudável;
- 36% trabalham com o pescoço rotacionado combinado com torção na coluna;
- 35% mantêm os antebraços elevados além de 20°;
- 32% mantêm os braços em ângulo maior que 25° acima da linha horizontal;
- 25% trabalham com as mãos apoiadas inadequadamente;
- 47% não manuseiam corretamente os instrumentos;

OBJETIVOS DE APRENDIZAGEM

- Conhecer as principais tecnopatias a que o cirurgião-dentista está sujeito
- Entender as agressões aos aparelhos visual, respiratório e auditivo a que está sujeito o cirurgião-dentista e conhecer o cuidado que se deve ter com substâncias químicas e radiações
- Entender como deve ser feito o uso adequado do mocho, da cadeira clínica, do refletor, do equipo, das pontas ativas, da unidade auxiliar, da mesa clínica, do armário clínico, do compressor de ar e dos elementos complementares (periféricos)

- 20% demonstram forte flexão do punho;
- 65% trabalham com o mocho, cujo encosto proporciona apoio incorreto;
- 75% trabalham sem que a cabeça do paciente esteja simetricamente posicionada defronte a eles;
- 32% trabalham com os pés e as pernas mais distantes da cadeira odontológica do que o necessário;
- 55% trabalham sentados por mais de 7 horas diárias;
- 75% trabalham com iluminação e diferenças na distribuição de luz fora dos padrões.

LEMBRETE

A maioria dos cirurgiões-dentistas ainda não está devidamente conscientizada da necessidade de observar as medidas adequadas para proteção contra o cansaço (estresse mental e físico) e as doenças originadas pela postura inadequada na prática odontológica.

Um estudo realizado na Universidade de São Francisco (EUA) mostrou que mais de 70% dos estudantes de odontologia relatam dor já no terceiro ano da faculdade. Mostrou também que esse número aumentou gradativamente do primeiro ao quarto ano. Os autores concluíram que o ensino da ergonomia deve ser mais elaborado e trabalhado durante a graduação.[3]

Nota-se que o cirurgião-dentista está mais preocupado **com o que** está fazendo do que **com a maneira como** está fazendo. Isso se deve provavelmente ao mau projeto ou ao uso inadequado do equipamento, dos sistemas e das tarefas, podendo gerar doenças do sistema osteomuscular, como lesão por esforço repetitivo (LER) e distúrbio osteomuscular relacionado ao trabalho (DORT).

ETIOLOGIA DAS TECNOPATIAS NA PRÁTICA ODONTOLÓGICA

A tecnopatia odontológica decorre, entre outros, da ação de fatores biomecânicos que incidem na região de pescoço, ombros, costas, coluna vertebral e membros superiores, devido essencialmente a postura inadequada, a repetitividade de movimentos, a compressão mecânica e a força excessiva.[4]

DISTÚRBIOS OSTEOMUSCULARES RELACIONADOS AO TRABALHO (DORT)

Síndrome caracterizada por uma série de microtraumatismos osteomusculares, em articulações, ligamentos, tendões, bursas, vasos sanguíneos e nervos, que se acumulam e podem evoluir para problemas mais graves. As consequências podem ser dor, parestesia, edema, rigidez, tendinites e tenossinovites, podendo conduzir à desabilitação funcional do membro.

Ergonomia e Biossegurança em Odontologia 33

O contato com equipamento, materiais, substâncias químicas e radiações ionizantes durante a realização de trabalhos pode determinar o aparecimento de alterações no organismo do cirurgião-dentista e da equipe.

A proximidade com o paciente, bem como o tempo de duração do tratamento, são fatores que também podem determinar contágio do cirurgião-dentista e da equipe por moléstias nele sediadas.

Deve-se lembrar, ainda, que a inobservância de fatores decorrentes da somatória das circunstâncias expostas pode levar ao aparecimento de moléstias de natureza mista, o que poderá agravar a condição de saúde do cirurgião-dentista e da equipe.

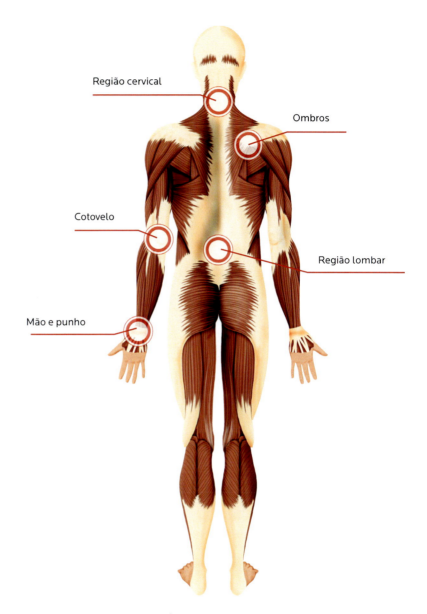

Figura 3.1 Áreas vulneráveis às tecnopatias.

De uma forma meramente didática, é possível **classificar a etiologia** das tecnopatias como decorrência dos seguintes fatores:

- postura de trabalho;
- agressões aos órgãos sensoriais;
- contato com o paciente;
- materiais, substâncias químicas, radiações ionizantes;
- moléstias de natureza mista.

LEMBRETE

Outros segmentos, como aparelhos circulatório, visual e auditivo, também se ressentem fortemente da inobservância de cuidados durante a prática profissional.

POSTURA DE TRABALHO

Postura é a inter-relação dos diversos segmentos do corpo opondo-se à ação da gravidade e às forças externas, situando-nos no espaço-tempo, guiando e reforçando o movimento e equilibrando-nos durante a ação. Essa proeza neurofisiológica conta com a ação dos exteroceptores (tato, visão e ouvido interno), proprioceptores e centros superiores.

O equacionamento adequado do equipamento à comodidade do trabalho foi salientado por diversos autores,[5-8] que, em investigação realizada entre cirurgiões-dentistas, encontraram alterações exemplificadas por dores costais, modificações posturais e outras decorrências de condições inadequadas para a perfeita execução do trabalho.

Até poucas décadas atrás, os equipamentos odontológicos eram concebidos para o trabalho em pé, com o profissional à frente, estando o paciente sentado. A **postura de trabalho em pé** obriga à flexão com rotação e inclinação da coluna vertebral, causando desequilíbrio pélvico, escoliose compensadora e discartrose,[1] além de determinar profundas alterações na postura do profissional e comprometimento da hemodinâmica de retorno (Fig. 3.2 A-C).[9]

> **ATENÇÃO**
>
> O trabalho em pé pode determinar profunda alteração de postura, o que pode ocasionar fatores inflamatórios (espondilartrite). Se persistir essa alteração de postura, os fatores inflamatórios evoluem para fenômenos degenerativos (espondilartrose).

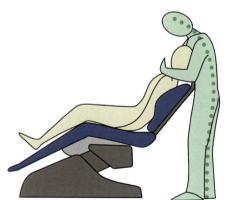
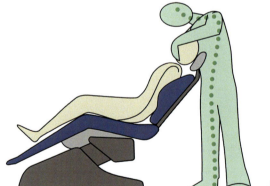
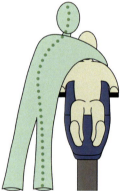

Figura 3.2 (A-C) Trabalho em pé: a incidência de forças sobre os diversos segmentos do corpo e suas decorrências.
Fonte: Schön.[9]

Com a evolução da ergonomia na concepção do equipamento, ocorreu a mudança da posição de trabalho. O profissional passou a realizar suas ações na posição sentada saudável, com o paciente na posição supina, permitindo a nitidez de visualização direta e/ou indireta do quadrante a receber a intervenção.[10-13]

No entanto, quando se muda da posição em pé para uma posição sentada relaxada sem suporte, a pelve rotaciona para trás e há uma variação subsequente da concavidade lombar para uma convexidade lombar.[14]

A posição da pelve desempenha um papel fundamental na anatomia da postura sentada. À medida que se aumenta o ângulo de retroversão da pelve, a coluna lombar é retificada (Fig. 3.3).[15]

A Figura 3.4 apresenta a localização da linha de gravidade do tronco (seta vertical) e a postura da pelve e da coluna lombar em duas posições diferentes. Em A, observa-se a posição sentada relaxada média. Em B, tem-se a posição sentada posterior, com uma rotação da pelve para trás e cifose da coluna lombar.[14]

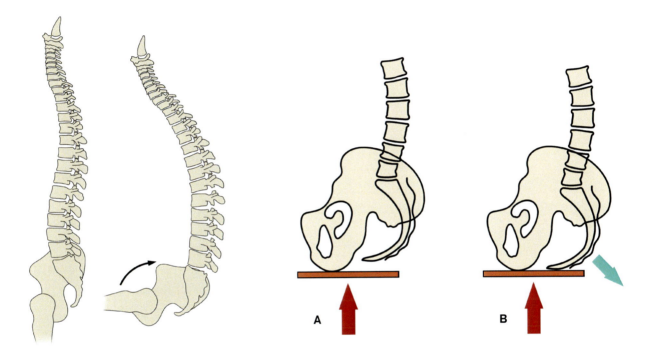

Figura 3.3 Biomecânica da coluna vertebral: indivíduo em pé e sentado.

Figura 3.4 (A-B) Retroversão da pelve ao sentar.

PARADIGMA CLÁSSICO DA POSIÇÃO SENTADA DE TRABALHO

Nixon[16] afirmava que "a coxa deve estar paralela ao solo, ou seja, deve haver um ângulo de 90° entre o fêmur e o conjunto tíbia-fíbula. Com isso, o peso corporal estará devidamente distribuído entre a região sacral, a porção posteroinferior do fêmur e as tuberosidades isquiáticas, e a porção plantar dos pés" (Fig. 3.5).

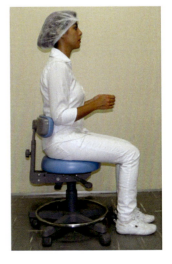

Figura 3.5 Posição clássica sentada no mocho.

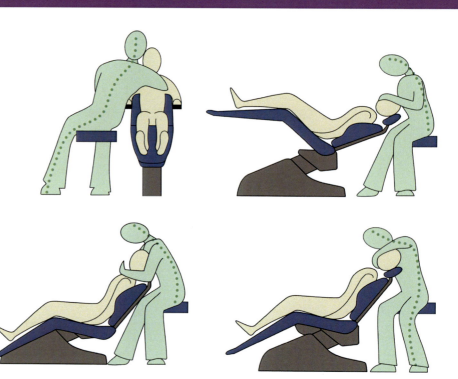

Figura 3.6 Trabalho sentado: a incidência de forças sobre os diversos segmentos do corpo e suas decorrências.
Fonte: Schön.[9]

LEMBRETE

O trabalho sentado incorretamente, além de agredir a coluna vertebral, também predispõe a varizes[4,7,14,17] (Fig. 3.6).

AGRESSÕES AOS ÓRGÃOS SENSORIAIS

As agressões aos órgãos sensoriais ocorrem especialmente no tato e nos aparelhos visual, respiratório e auditivo.

TATO

Síndrome do túnel carpal: no punho, o nervo mediano e os tendões flexores passam por um canal comum, cujas paredes lateral e posterior, rígidas, são formadas pelos ossos do carpo e cuja face anterior é formada pelo ligamento transverso do carpo. Assim, a repetição ou o esforço contínuo com desvio ulnar ou palmar ocasiona parestesia e dor, que pode levar à inflamação (tenossinovite) e à degeneração, culminando com a desabilitação funcional, incapacitando o indivíduo à prática profissional (Fig. 3.7 A-C).

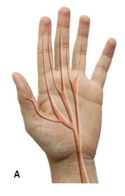
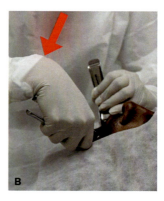
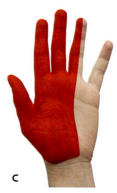

Figura 3.7 (A-C) Desvio ulnar e palmar e suas decorrências.

A B C

AGRESSÕES AO APARELHO VISUAL

As agressões ao aparelho visual são de várias naturezas, como as descritas ao lado.

Fadiga

Ocorre por deficiência de iluminação ambiental e, principalmente, do refletor bucal. As medidas preventivas sugeridas são a correta iluminação ambiental (natural e artificial) e bucal, conforme explanado na seção "Ambiente físico de trabalho", no próximo capítulo.

Lesões traumáticas e contaminação

Ocorrem mediante ação de agentes físicos (radiação proveniente de aparelho fotopolimerizador) e mecânicos (fragmentos de material restaurador sendo removidos com motor de alta rotação e outros, como fragmento de tártaro sendo destacado, etc.), bem como a nebulização provocada pelo uso do motor de alta rotação atingindo o globo ocular. Impõe-se o uso de protetor visual no aparelho fotopolimerizador e óculos de proteção ou pantalha, dispositivo que protege todo o rosto (Fig. 3.8 A-B).

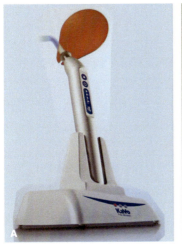
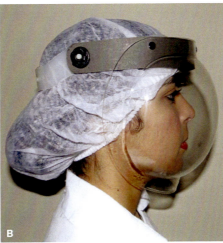

Figura 3.8 (A-B) Exemplos de agente agressor do aparelho visual e formas de proteção.

AGRESSÕES AO APARELHO RESPIRATÓRIO

Na prática profissional, o aparelho respiratório é passível de contaminações por aerossóis e moléstias do paciente, bem como pela poluição ambiental decorrente do óleo lubrificante nebulizado dos motores de alta rotação.

PREVENÇÃO: As medidas preventivas propostas são o uso de máscara ou pantalha.

AGRESSÕES AO APARELHO AUDITIVO

Os ruídos são de duas naturezas:
- ruídos internos – motores de alta e baixa rotação, compressor, bomba de sucção, condicionador de ar e/ou música ambiental;
- ruídos externos – toda forma de poluição sonora proveniente da área adjacente ao consultório.

PREVENÇÃO: As medidas preventivas propostas para a redução do nível dos ruídos internos são a melhoria das condições gerais do ambiente físico de trabalho, a substituição de aparelhos ruidosos, do local do compressor e da bomba a vácuo, etc. Os ruídos externos podem ser mais bem controlados com o uso de adequado nível de vedação.

CONTAMINAÇÃO CRUZADA, MATERIAIS, SUBSTÂNCIAS QUÍMICAS E RADIAÇÕES IONIZANTES

O manuseio do equipamento pode propiciar a chamada contaminação cruzada, que ocorre quando inadvertidamente a equipe toca os comandos sem a devida proteção e vai atuar na boca do paciente; o contágio é levado à boca e vice-versa, aumentando o grau de contaminação.

Assim, impõe-se o **recobrimento** de detalhes do equipamento:

- botoneira de comando da cadeira;
- alças e interruptor do refletor;
- comandos da unidade auxiliar (água e cuspideira);
- tubulação dos suctores;
- apoio de cabeça e espaldar da cadeira;
- puxadores de abertura de autoclave/estufa e das gavetas;
- câmera intrabucal;
- disparador do aparelho de raio X e do fotopolimerizador;
- comando do amalgamador;
- ultrassom;
- fone, etc.

A utilização dos materiais na prática também constitui modalidade de contágio. Você já imaginou quantas vezes abriu e fechou as bisnagas de resina, os frascos de cimentos ou embalagens com as luvas com que estava trabalhando, impregnadas da saliva do paciente? Você estará promovendo contaminação cruzada se não tomar o cuidado de recobrir as tampas das embalagens, e outras.

As **substâncias químicas** utilizadas pelo profissional podem causar lesões na pele e mucosas ou serem alérgenas, tanto à equipe quanto ao paciente: fenol, tricresol-formol, eugenol, monômeros acrílicos, ácido ortofosfórico, desinfetantes (são tóxicos e/ou irritantes) e outros. O emprego de substâncias químicas deve ser muito criterioso, observando-se eventuais reações. Devido ao seu efeito acumulativo, o **mercúrio** pode ser extremamente danoso ao organismo como um todo.

PREVENÇÃO: Como a evaporação do mercúrio inicia-se aos 23 °C de temperatura ambiente e os vapores decorrentes podem ser inalados pela equipe, recomenda-se o cuidado em seu armazenamento; por isso, também, deve ser utilizado em amalgamador de cápsula interna, para evitar possível risco de vazamento e sua decorrência.

Não obstante sua absoluta necessidade no que se refere a diagnóstico e auxílio ao tratamento, as **radiações ionizantes** tipo raio X podem constituir agentes agressivos ao organismo, especialmente devido a seu efeito acumulativo.

As medidas preventivas preconizadas no uso de radiações ionizantes são de diversas ordens: uso de aparelho que tenha certificação ISO, esteja calibrado, com cabeça e colimador com dupla proteção de chumbo, além de uso de filmes com emulsões ultrarrápidas e proteção mediante avental de borracha plumbífera.

O contágio do manguito da caixa reveladora pode ser evitado, instituindo-se como rotina embalar o filme intrabucal com película de policloreto de vinila (PVC) e proceder à revelação mediante uso de sobreluvas.

Se a equipe faz tomadas radiográficas com muita frequência, deve ser submetida, a cada dois meses, ao seguinte teste: mediante uso de um clipe metálico, fixa-se um filme no bolso do jaleco durante uma semana. Ao final deste tempo, revela-se o filme; se aparecer a imagem impressa do clipe, é um indicativo de que a equipe está recebendo radiação de fuga indevidamente.

Atualmente, com a quase universalização do uso de *laser* (luz amplificada) no diagnóstico, na terapêutica ou em cirurgias, os cuidados na utilização e as medidas preventivas de eventuais danos, especialmente no globo ocular e nos demais segmentos do organismo, são estabelecidos pelos fabricantes desses equipamentos e são de observância obrigatória pelo usuário.

> **LEMBRETE**
>
> A Vigilância Sanitária exige o revestimento das paredes da sala clínica com barita ou placas de chumbo, ou mesmo o uso de biombo de chumbo para a proteção de terceiros.

O CONTATO COM O PACIENTE E SUAS DECORRÊNCIAS NA SAÚDE DA EQUIPE

A prática profissional gera **fatores estressantes**, como:

- em relação ao exercício da profissão – características do ambiente físico, exigências físicas da função, longas horas de trabalho, isolamento do cirurgião-dentista e da equipe, trabalhos semirrepetitivos, competição entre profissionais e busca por aperfeiçoamento técnico;
- em relação ao paciente – suas expectativas, ansiedades, dores, faltas, atrasos e cancelamentos, além do relacionamento com eles, do manejo de comportamentos não colaboradores e a não observância das instruções ou possível não aceitação do tratamento.

PREVENÇÃO: As medidas que podem prevenir fatores estressantes são o equilíbrio do ambiente físico de trabalho, o autorrelaxamento (alfagenia) e a empatia, que permite melhor relacionamento interpessoal e a criação de vínculos com o paciente.

O contato físico com o paciente gera contaminação, seja devido a lesões bucais, seja devido a doenças veiculadas pela **saliva**, sendo estas:

- hepatite B;
- sífilis;
- tuberculose;
- parotidite;
- herpes simples;
- coqueluche;
- herpangina;
- citomegalia;
- varicela.

> **ATENÇÃO**
> Cuidado na reposição da tampa da agulha, que sempre deve ser pega com pinça! (Fig. 3.9).

Se considerarmos a bucofaringe, há que somar:

- meningite;
- varíola;
- sarampo;
- gripe;
- rinoviroses;
- adenoviroses.

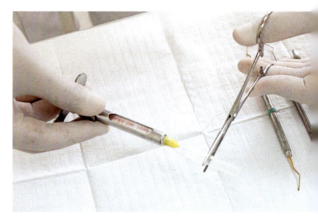

Figura 3.9 Técnica correta de reposição da tampa da agulha.

Todas essas entidades nosológicas podem ocorrer por contágio direto ou mediante os fômites, que são os instrumentos e objetos contaminados, atingindo a equipe e/ou propiciando a contaminação cruzada paciente a paciente.

É obvio que as medidas preventivas incluem o uso de equipamentos de proteção individual (EPIs), como gorro, máscara/pantalha/óculos, avental, luvas, além do uso de tudo o que seja descartável, bem como a mais absoluta esterilização de todo o instrumental.

MOLÉSTIAS DE NATUREZA MISTA

As moléstias de natureza mista nada mais são do que a somatória de detalhes das várias ocorrências que podem incidir no organismo do cirurgião-dentista e da equipe, de acordo com o que foi explicitado nos itens anteriores.

Imagine o profissional que trabalha em posição incorreta, com movimentos de trabalho inadequados, em ambiente físico insatisfatório, sem EPIs, negligenciando os cuidados com esterilização, materiais e substâncias químicas de uso rotineiro e radiações ionizantes e favorecendo o surgimento do estresse em relação à profissão e ao paciente. Será que ele terá qualidade de vida? E longevidade?

PRINCÍPIOS DE PREVENÇÃO DAS TECNOPATIAS

Uma das condições necessárias à adoção de uma postura saudável de trabalho é a utilização de equipamentos ergonomicamente concebidos. Esses equipamentos devem estar de acordo com as normas ISO, DIN e ABNT aplicadas à odontologia.

CONCEPÇÃO ERGONÔMICA DOS EQUIPAMENTOS

MOCHO

Paradigma atual da posição sentada de trabalho

De acordo com a norma ISO 11226:2000,[18] que considera a manutenção da postura saudável de trabalho, a ESDE recomenda **parâmetros para posicionamento saudável de trabalho**. Esse conceito atual estabelece que, entre outros, o ângulo da poplítea (região formada pelo ângulo posterior entre o fêmur e o conjunto tíbia-fíbula) deve variar de 110° a 125° (Fig. 3.10 A-B).[18,19]

Ainda de acordo com os parâmetros da ESDE, o mocho deve preencher os **requisitos** apresentados a seguir.[19]

Sua base deve ter preferentemente cinco rodízios, para permitir deslocamento sem risco de queda. A altura do assento deverá permitir que o profissional com variação de estatura entre 1,50 e 1,96 m possa sentar-se em postura saudável, favorecendo a circulação de retorno (hemodinâmica), sem risco de compressão das safenas, situadas na porção posterointerna da coxa. A largura do assento poderá ser em torno de 40 a 43 cm, de consistência semirrígida, com profundidade de 40 cm; a partir de 15 cm do limite posterior, deverá haver rebaixamento de 20° da borda anterior.

O encosto deve proporcionar correto apoio à porção superolateral da pelve, estabilizando-a e impedindo sua rotação posterior. Deve ter de 10 a 12 cm de altura e 30 cm de largura e apresentar regulagens variáveis verticais de 17 a 24 cm e profundidade de acordo com o biótipo do usuário. É também necessário que tenha ajuste horizontal para evitar mal posicionamento da coluna lombar. Os mochos de cirurgião-dentista e de auxiliar em saúde bucal (ASB) devem ter as mesmas características, com elevação preferentemente a gás, devendo variar entre 47 e 63 cm.

Mesmo a postura saudável do cirurgião-dentista e o correto posicionamento do campo de trabalho às vezes não impedem a inclinação da cabeça mais que 25°, limite máximo fisiologicamente

---

LEMBRETE

Embora o mercado nacional não ofereça esse tipo de mocho descrito ao lado, sugere-se adaptá-lo sobrepondo ao assento original (com 40 cm de profundidade) um assento adicional com a medida de 9 cm de altura nos 15 cm posteriores e, a partir desse ponto, mais 25 cm, mantendo angulação de 20° até a borda anterior. Se o assento original tiver no máximo 36 cm, o assento adicional deverá ter 7 x 15 x 36 cm, mantendo a angulação de 20° até a borda anterior (Fig. 3.10 C).

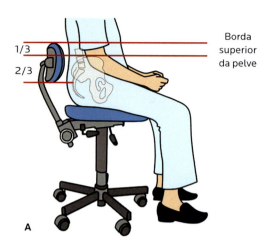

Ajuste da altura do encosto em relação à borda superior da pelve

Fonte: Figura adaptada do modelo de mocho da Universidade de Groningen, Holanda

aceito. Para se situar nesse padrão (ângulo máximo de 25°), um recurso muito valioso é o uso de **óculos especificamente desenvolvidos**.[6] Estes apresentam a lente e, na sua porção inferior, mais uma camada de segmentos de prismas inclinados. Assim, quando o cirurgião-dentista direciona a visão para este segmento, ocorre o deslocamento do eixo visual, aproximando o foco, permitindo visibilidade correta sem inclinação da cabeça e do pescoço.

É importante salientar que tais lentes serão confeccionadas de acordo com o vício de refração do qual o cirurgião-dentista seja portador: miopia, astigmatismo, hipermetropia ou outros (Fig. 3.10 D-F). Sugere-se a consulta ao seu oftalmologista e, de posse dos resultados, enviá-los ao fabricante das lentes. Se sua visão for emetrope, a lente será comum, apenas com adição dos prismas.*

* Representante no Brasil: contatar francishschneid@hotmail.com.

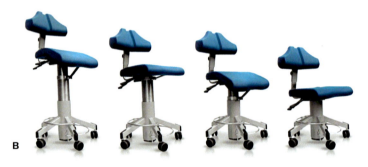

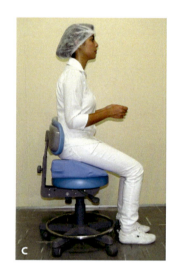

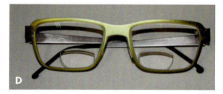

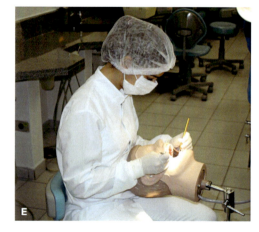

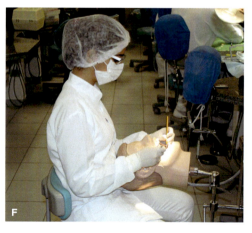

Figura 3.10 Postura sentada saudável (A). Mocho adequado em alturas variadas, para os diversos biótipos de profissional (B). Postura aprimorada com assento adicional posicionado sobre o mocho de modelos nacionais (C). Refinamento da postura com uso de óculos específicos com segmento de prisma (D-F).

Fonte: A imagem B foi gentilmente cedida pelo Prof. Paul Engels (ESDE).

Sobre a **posição sentada de repouso**, Knoplich[17] relata que o corpo apoia 50% do seu peso no quadrângulo formado pelas tuberosidades isquiáticas, 34% pela região posterior da coxa e 16% na planta dos pés (Fig. 3.11).

Posição de trabalho do cirurgião-dentista e do auxiliar em saúde bucal

A prática da odontologia se faz de forma muito estática, gerando sobrecarga para os sistemas osteomuscular e circulatório. A alternância frequente de posição para aqueles que trabalham sentados é a chave para evitar ou prevenir esses problemas.[2,19] Os cirurgiões-dentistas devem atentar para a realização de um trabalho mais dinâmico, incorporando o máximo de movimentos possíveis nas atividades.

O efeito da bomba hidráulica muscular acontece pela contração dos músculos, durante a qual o sangue, com produtos residuais e catabólitos, é removido; seu posterior relaxamento permite o suprimento de oxigênio para o sangue. O bombeamento ótimo de sangue nas extremidades, nas pernas e nos pés só ocorrerá se houver um movimento contínuo dos músculos com contração e relaxamento.

Em posição estática e inadequada, logo após 3 a 4 segundos ocorrerá Za restrição de trabalho da bomba hidráulica muscular, restringindo o suprimento ótimo de oxigênio para os músculos e a remoção dos catabólitos. Isso conduz a um impedimento do funcionamento adequado e à fadiga dos músculos.

Esses são os problemas causados pela postura estática, quando não há alternância de relaxamento contínuo e contração dos músculos e, portanto, não há sua recuperação para funcionamento adequado, postura essa assumida pelo profissional durante a realização dos procedimentos clínicos.

Sentar-se ativo (dinâmico) e passivo (estático) alternadamente contribui para a prática mais dinâmica:

- **Sentar-se ativo** (dinâmico): postura sentada sem apoiar no encosto. O movimento do tronco para a frente é feito a partir da articulação do quadril. O arqueamento das costas é evitado para que a curvatura natural seja mantida (Fig. 3.12 A).
- **Sentar-se passivo** (estático): postura sentada apoiada no encosto. A curvatura natural das costas é mantida também neste caso (Fig. 3.12 B-C).

Além disso, recomendam-se as seguintes atitudes para uma prática mais dinâmica:

- usar as posições variadas o máximo possível entre 9h e 12h, até possivelmente 13h, para cirurgiões-dentistas destros; para sinistros (canhotos), entre 12h e 3h;

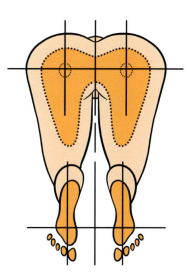

Figura 3.11 Distribuição correta do peso no indivíduo sentado.

ATENÇÃO

Sente-se corretamente! Sempre!

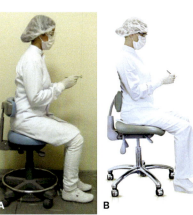
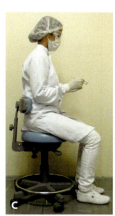

Figura 3.12 (A) Postura sentada dinâmica. (B-C) Postura sentada estática.

- alternar a posição em que estiver sentado regularmente, particularmente em relação à necessidade de mudança de visão do campo de trabalho;
- planejar procedimentos curtos alternados com mais longos;
- programar intervalos curtos durante atendimentos mais longos, nos quais pequenos exercícios serão feitos – flexão dos dedos, respiração profunda e alongamento;
- praticar ginástica laboral entre um paciente e outro (veja ao final deste capítulo);
- descansar pelo menos 10 minutos após 2 horas de trabalho;
- praticar exercícios físicos pelo menos três vezes por semana, para ter uma boa condição sistêmica;
- planejar férias – o lazer adequado e as atividades esportivas reduzem o estresse;
- evitar trabalhar mais do que 8 horas diárias (se possível!).

CADEIRA CLÍNICA

LEMBRETE

O cirurgião-dentista precisa se movimentar livremente sem que suas pernas sejam obstruídas ou travadas sob o espaldar da cadeira, tornando possível sua movimentação entre as posições de 9h e 13h para que tenha visualização adequada do campo de trabalho, mantendo sua postura ereta, dinâmica e simétrica.

Para que o profissional possa trabalhar na situação de conforto funcional, é necessário que a cadeira clínica permita um plano médio de trabalho na posição horizontal de **altura aproximada de 86 cm**, possibilitando que 98,6% dos cirurgiões-dentistas trabalhem em uma variação de faixa de até 5 cm.

A presença de um apoio de cabeça com adequado ajuste vertical e lateral, para a intervenção com visualização direta e indireta na maxila e na mandíbula, completa as características ideais de uma cadeira clínica concebida ergonomicamente.[19-21]

Este importante componente do equipamento deve preencher determinados **requisitos**:

- Sua forma deve acolher o paciente confortavelmente instalado. Deve permitir o posicionamento horizontal do usuário – a chamada posição supina. Isso mantém seu corpo totalmente apoiado, facilitando o acesso do profissional ao campo de trabalho.
- O apoio de cabeça deve ser ajustável, propiciando a visão direta ou indireta a todos os segmentos da cavidade bucal, seja na mandíbula ou na maxila, na correta distância de visibilidade (em torno de 40 cm entre os olhos do cirurgião-dentista e a região a ser trabalhada).
- A altura mínima do assento deverá ser de 35 cm, e a máxima, de 90 cm.
- A espessura do espaldar deve ser entre 4 e 6 cm.
- O comprimento total do assento e suporte das pernas é de 122 cm.
- O apoio de cabeça deve ter em torno de 25 cm de comprimento e 3 cm de espessura.

Posicionamento do paciente para visão direta e indireta em maxila e mandíbula

A posição supina é aquela em que o paciente está em decúbito dorsal, com a cabeça e os joelhos no mesmo plano. É a posição de descanso natural máximo, pois oferece maior superfície de contato do corpo, aumenta o índice de relaxamento, diminui a tensão e, com isso, dificulta o movimento repentino do paciente (Fig. 3.13 A-B).

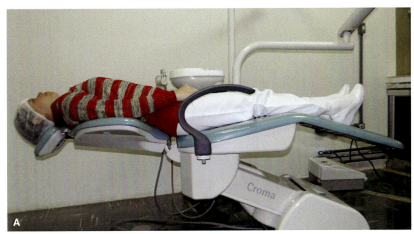

ATENÇÃO

Na posição supina, o istmo das fauces fica fisiologicamente obliterado, pois a musculatura supra-hióidea e a ação da gravidade tracionam a base da língua para baixo, promovendo essa obliteração. Com isso, fica extremamente dificultada a deglutição, o que representa um fator de segurança para o paciente contra o perigo de deglutir ou aspirar corpos estranhos.

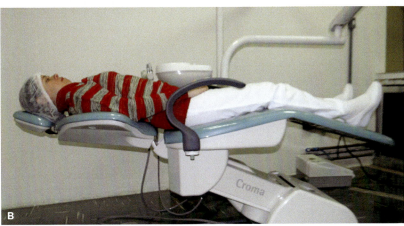

LEMBRETE

Na posição horizontal, há a equalização da circulação sanguínea, ou seja, todos os segmentos do corpo mantêm a mesma hemodinâmica. Do ponto de vista da irrigação cerebral, isso é muito importante, pois previne a pré-lipotimia ou mesmo a lipotimia.

Figura 3.13 Cadeira clínica com paciente em posição supina. (A) Posição da cabeça para intervenção na maxila. (B) Posição da cabeça para intervenção na mandíbula.

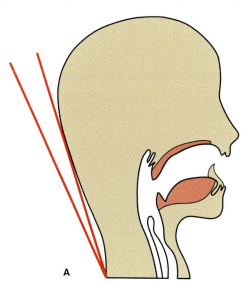
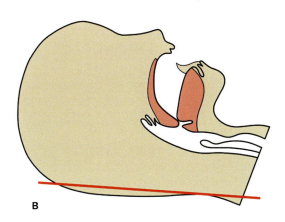

Figura 3.14 Istmo das fauces no indivíduo sentado (A) e supino (B).
Fonte: Schön.[9]

Exceções de posicionamento de trabalho na posição supina

O posicionamento supino é extremamente vantajoso tanto para o cirurgião-dentista quanto para o paciente. A posição horizontal permite o máximo de relaxamento ao paciente, e o profissional tem a oportunidade de assumir e manter uma posição saudável de trabalho.

Há exceções, como no caso da paciente gestante. Em geral, a partir do sexto mês, devido ao volume da região abdominal, poderá ocorrer compressão da artéria aorta abdominal e da veia cava inferior, quadro denominado síndrome hipotensiva supina.

O atendimento ideal à gestante a partir do sexto mês é com o espaldar da cadeira em ângulo de 45°. Adicionalmente, é recomendável a colocação de uma almofada ou apoio de 10 a 12 cm de altura sob a região lombar direita, de modo que a paciente possa rotacionar o corpo para a esquerda, diminuindo a compressão dos grandes vasos (Fig. 3.15).

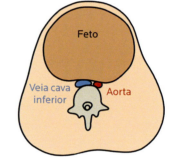

Figura 3.15 Características anatomofisiológicas durante a gestação.

Se mesmo com tais cuidados ocorrer o quadro de síndrome hipotensiva supina, será necessário:

- colocar o corpo totalmente para a esquerda;
- oxigenar a paciente;
- evitar a posição de Trendelemburg;
- solicitar apoio médico.

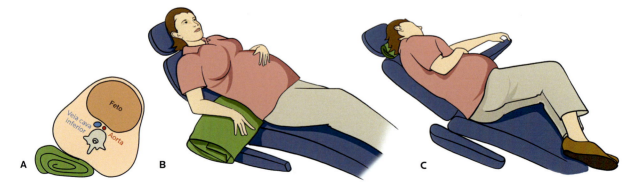

Figura 3.16 (A-C) Posicionamento da gestante na ocorrência da síndrome hipotensiva supina.

Fonte: Xavier e Xavier.[22]

Outras contraindicações à colocação do paciente em posição supina podem ser destacadas:

- Descompensação cardíaca, edema pulmonar, isquemia das pernas (dor), asma, bronquite crônica, enfisema, pacientes obesos – indica-se inclinação de 30°.
- Deformidades da coluna vertebral e anomalias articulares degenerativas – os pacientes indicam a posição mais confortável.
- Glaucoma: geralmente não é uma contraindicação, mas, no caso de pressão muita alta na câmara dos olhos, é desejável questionar o oftalmologista sobre a melhor posição para atendimento odontológico.
- Distúrbios de equilíbrio: no caso de vertigens relacionadas a posição, como a labirintite, a inclinação e a elevação da cadeira muito rapidamente podem resultar em desconforto para o paciente; este deverá indicar a posição mais conveniente.

Outros componentes da cadeira clínica

- O comando da cadeira clínica deve ser elétrico, tanto para sua elevação e descenso quanto para os ajustes horizontais. Esse comando, se possível, deve ser um dispositivo tipo pedal localizado na parte posterior da base da cadeira, para ser acionado tanto pelo cirurgião-dentista quanto pelo ASB (Fig. 3.17 A).
- O apoio de braços da cadeira deve ter movimentação lateral ou vertical, permitindo fácil acesso do paciente (Fig. 3.17 B-E).

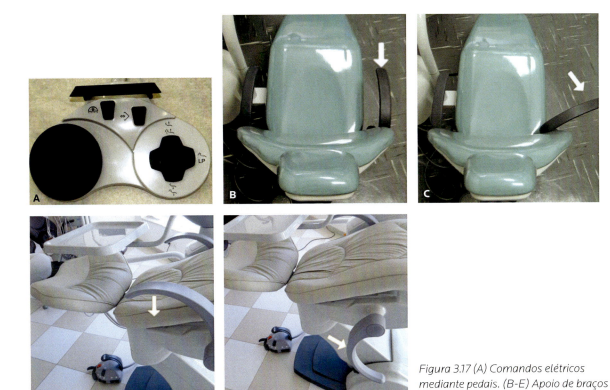

Figura 3.17 (A) Comandos elétricos mediante pedais. (B-E) Apoio de braços com movimentação lateral e vertical.

REFLETOR

Durante a intervenção, sempre se impõe a presença de iluminação fria, mediante o conjunto de lâmpadas de tungstênio-halogêneo e dispositivo absorvente de radiação infravermelha. A intensidade luminosa deve variar de um mínimo de 8 mil a 25 mil luxes, 4 níveis que permitam adequada iluminação de todos os quadrantes da cavidade bucal.

O ideal é que o refletor tenha três tipos de movimentos: vertical, horizontal e lateral. Isso é necessário a fim de que o feixe de luz incida paralelamente ao eixo de visão do cirurgião-dentista e perpendicularmente ao quadrante a ser iluminado, sem ofuscar os olhos do paciente (Fig. 3.18 A-B).

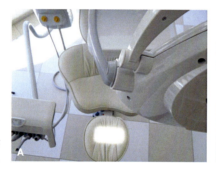 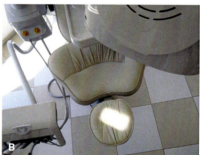

Figura 3.18 (A-B) Refletor com três eixos de movimentação.

O acionamento do refletor pode ser mediante interruptor com haste prolongada (sendo necessário seu recobrimento como medida de biossegurança), dispositivo no pedal ou sensor ativado com a simples aproximação da mão, o que caracteriza o máximo conceito de biossegurança (Fig. 3.19 A).

O braço do refletor deve ter extensão suficiente para ser posicionado ao lado da cabeça do profissional e para que a iluminação recaia perpendicularmente na boca do paciente, quando este estiver na posição supina.

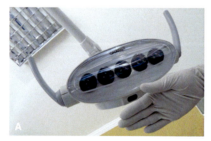 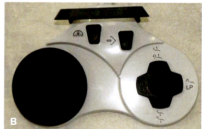

Figura 3.19 (A-B) Formas de acionamento do refletor.

EQUIPO

Um equipo de concepção ergonômica pode ser classificado em semimóvel e totalmente móvel.

O equipo semimóvel (*flex*) é conectado à estrutura da cadeira mediante uma haste/coluna, permitindo assim ascensão e descenso.

A partir da coluna, uma haste com ajuste para movimento horizontal e vertical contém o equipo com as pontas ativas, tantas quantas forem necessárias. Apresenta uma ou mais alças para permitir sua aproximação à posição adequada ao trabalho do cirurgião-dentista, seja ele destro ou sinistro (Fig. 3.20).

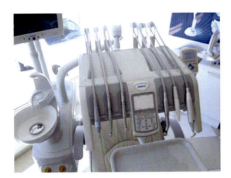

Figura 3.20 Equipo semimóvel (flex).

O modelo **totalmente móvel** (*cart*) compõe-se de uma plataforma sobre rodízios. Mediante alças, o conjunto pode ser movimentado à vontade, seja o cirurgião-dentista destro ou sinistro (Fig. 3.21).

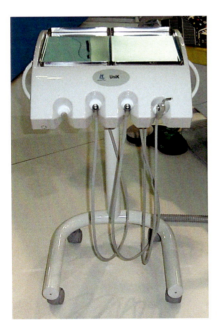

*Figura 3.21 Equipo totalmente móvel (*cart*).*

PONTAS ATIVAS

Pontas ativas é o nome genérico que se dá aos motores de alta e baixa rotação, bem como à seringa tríplice. As **características ideais** de um motor de **alta rotação** compreendem:

- extratorque;
- nível de ruído de até 75 dB;
- 3 a 4 orifícios de resfriamento;
- sistema *push-button* de liberação da broca;
- acoplamento de mangueira tipo Borden para facilitar a maneabilidade do instrumento.

Além disso, se possível, é muito importante que a mangueira não seja espiralada ou curta, para evitar contrapressão ao usar o aparelho, e que tenha sistema de desinfecção das pontas ativas. A pressão de ar deve ser em torno de 90 libras, com RPM (rotações por minuto) acima de 300 mil (Fig. 3.22 A-C).

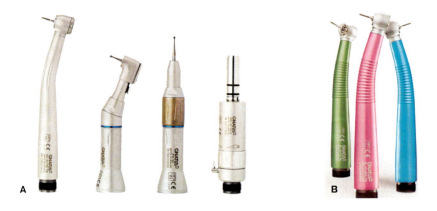

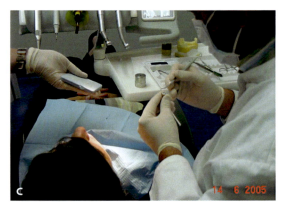

Figura 3.22 (A-C) Motores de alta e baixa rotação.

LEMBRETE

A seringa tríplice sempre impõe o recobrimento de sua ponta, para evitar contaminação entre pacientes.

O **motor de baixa rotação**, seja a peça reta ou o contra-ângulo, também deve ser impulsionado a ar, pois é um processo psicologicamente mais bem aceito pelo paciente. Pode haver ou não a presença de sistema de resfriamento.

O esquema de lubrificação deve ser rigorosamente obedecido, a critério do fabricante. Em relação ao sistema de esterilização, é muito importante que as pontas ativas sejam passíveis de autoclavagem.

UNIDADE AUXILIAR

A unidade auxiliar é composta pela unidade suctora (suctor e salivador) e pela cuspideira. O suctor é o dispositivo para sucção de alta potência, destinado ao trabalho com campo seco. Essa potência deve ser propiciada por bomba a vácuo, individual ou coletiva.

Em qualquer tipo de atendimento, o paciente não deve levantar-se para cuspir; a sucção deverá ocorrer todo o tempo.

O *kit* suctor deve apresentar alternativas de acoplamento em coluna ou em laterais de armários.

Atualmente, esta unidade apresenta uma haste prolongadora que permite aproximar o conjunto da área de ação do cirurgião-dentista e do ASB. Recomenda-se fortemente este tipo de equipamento (Fig. 3.23 A-B).

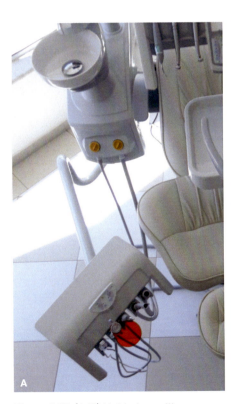
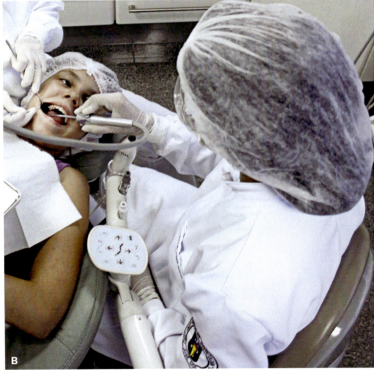

Figura 3.23 (A-B) Unidade auxiliar.

O salivador, dispositivo de sucção de baixa potência, destina-se a intervenções em que o isolamento absoluto seja utilizado, ficando sob o lençol de borracha, para conforto do paciente.

A cuspideira destina-se ao conforto do paciente apenas quando encerrado o atendimento.

MESA CLÍNICA E ARMÁRIO CLÍNICO

A mesa e o armário clínicos são elementos do equipamento que permitem completar o trabalho racionalizado. Contêm a bandeja de instrumentos e materiais, que devem ser dispostos de acordo com a sequência de uso na intervenção a ser realizada.

Por exemplo, um procedimento de dentística restauradora abrange cinco fases: anestesia, preparo, isolamento, forramento e restauração. Cada uma dessas fases demanda o instrumental e o material necessários, o que permite organizar a bandeja adequadamente num trabalho a quatro mãos. Se levarmos esse raciocínio para todos os tipos de intervenção clínica, teremos a aplicação dos princípios de produtividade na sua plenitude.

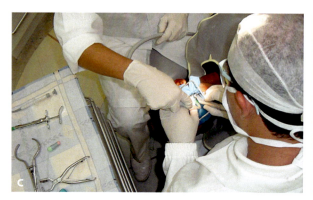
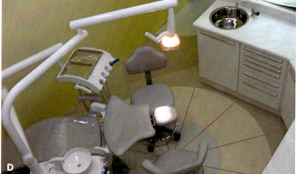
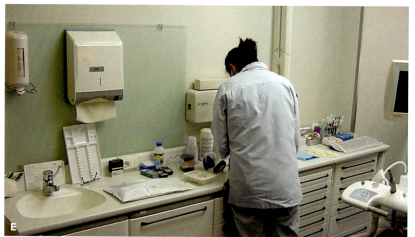

Figura 3.23 (C-E) Mesa clínica e armário clínico.

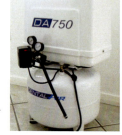

Figura 3.24 Compressor de ar.

COMPRESSOR DE AR

Atenção especial deve ser dada a um importante elemento do equipamento: o compressor de ar. Como na maioria das vezes esse componente está na sala de clínica ou próximo a ela, impõe-se que, além de alta eficiência, tenha um nível de ruído muito compatível, satisfatório (entre 50 e 60 dB), a ponto de sequer ser percebido pela equipe e pelo paciente. Pode ser lubrificado com óleo ou ter lubrificação permanente com pó de grafite (Fig. 3.24).

ELEMENTOS COMPLEMENTARES (PERIFÉRICOS)

É óbvio que a excelência de serviços oferecidos e realizados conta ainda com outros recursos valiosos, como os periféricos de alta qualidade.

O aparelho de ultrassom apresenta as seguintes funções:

- remoção de tártaro;
- endodontia;
- periodontia;
- condensação de guta-percha;
- condensação de amálgama;
- condensação de *inlays/onlays*;
- remoção de pinos e coroas.

Outros periféricos de extrema importância na eficácia de trabalho são apresentados na Figura 3.26 A-C.

LEMBRETE

Um aparelho de ultrassom com sistema piezelétrico de 30.000 Hz de frequência, com multifunções, proporciona a máxima eficiência clínica em diversas especialidades (Fig. 3.25).

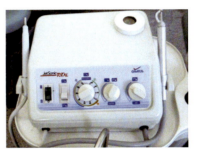

Figura 3.25 Aparelho de ultrassom.

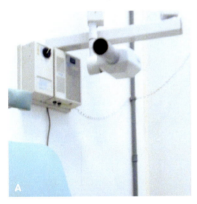
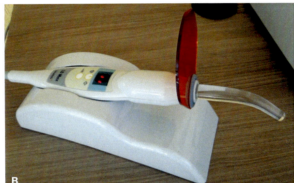
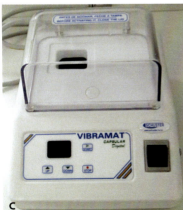

Figura 3.26 Outros elementos complementares: aparelho de raio X (A), fotopolimerizador (B) e amalgamador (C).

POSICIONAMENTO ADEQUADO DE TRABALHO[23]

No documento da ESDE "Requisitos para trabalhar de uma forma saudável" são especificados os princípios para a concepção de equipamentos odontológicos. Esses princípios são fundamentados nos seguintes documentos:

- Norma ISO 6.385 – "Princípios ergonômicos na concepção de sistemas de trabalho";
- Norma ISO 11.226 – "Ergonomia – Avaliação de posturas estáticas no trabalho";
- *Posturas e movimentos de trabalho. Ferramentas de Avaliação e Engenharia* – este livro contém uma revisão de pesquisas recentes.[4]

PRINCÍPIOS PARA SE TRABALHAR EM POSTURA SENTADA ORTOSTÁTICA E ATIVA

- Sentar-se em postura ereta relaxada, simétrica, com os braços junto ao corpo, o que minimiza a carga estática de braços e ombros. Os movimentos do braço à frente ou lateralmente devem ser minimizados tanto quanto possível – lateralmente entre 15-20° e à frente até 10°. O tronco pode ser inclinado para a frente, nas articulações do quadril, no máximo em 10°; inclinações e rotações laterais devem ser evitadas. A cabeça pode ser inclinada para a frente no máximo em 25°.
- Adotar uma forma dinâmica de trabalho, fazendo movimentos com o corpo durante a realização de procedimentos tanto quanto possível, a fim de que ocorra uma alternância de carga e relaxamento nos músculos e na coluna vertebral.
- Garantir enrijecimento muscular pela prática de esporte e atividade física, promovendo recuperação dos músculos sobrecarregados e aumento da força muscular, o que por sua vez melhora a capacidade de manter uma postura saudável.

Para adotar uma postura sentada estável e ativa, a partir da qual movimentos podem ser facilmente realizados, o operador senta-se simetricamente ereto, com o esterno elevado e à frente e com os músculos abdominais contraídos ligeiramente. Os ombros ficam na mesma linha acima das articulações do quadril, e a linha de gravidade passa pela coluna vertebral lombar e pela pelve em direção ao assento. Essa postura facilita a respiração (Fig. 3.27).

Para obter melhor postura de trabalho, as condições são:
- Sentar-se em uma postura de trabalho ereta equilibrada.
- Colocar o campo de trabalho simetricamente à frente do tronco, no plano médio-sagital que divide o corpo verticalmente em metades esquerda e direita.

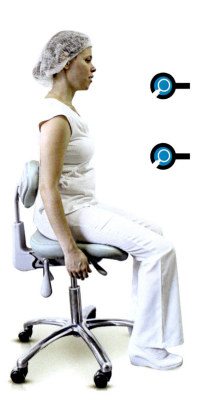

Figura 3.27 Postura que facilita a respiração.

- Olhar, tanto quanto possível, perpendicularmente o campo de trabalho (Figs. 3.28 e 3.29). Caso isso não ocorra, o globo ocular se inclina para baixo até atingir essa posição, e, como consequência, a postura corporal muda automaticamente. Isso resulta em postura inclinada desfavorável, que é assimétrica sempre que o campo de trabalho estiver posicionado fora do plano simétrico; é algo que acontece com frequência (Figs. 3.35 e 3.37).

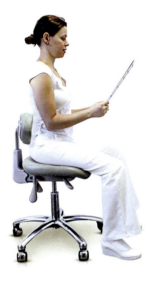

Figura 3.28 Visão direcionada perpendicularmente ao campo de trabalho ou espelho, da forma como se lê um livro.

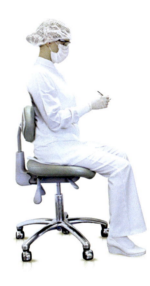

Figura 3.29 Altura do campo de trabalho: o posicionamento para manusear instrumentos na boca; observe os antebraços levantados entre 10-25°.

 Características de postura saudável estão apresentadas nas Figuras 3.30 e 3.31.

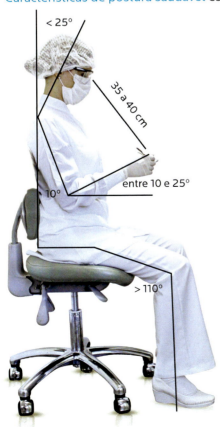

- Inclinação do tronco < 10°, realizada nos quadris e não na coluna;
- Inclinação da cabeça < 25° (considera-se a inclinação de 10° do tronco, mais 15° do pescoço);
- Braços junto ao tronco e inclinados no máximo 10° à frente;
- Antebraços levantados no mínimo 10° e no máximo 25°;
- Distância entre os olhos do cirurgião-dentista e a boca do paciente entre 35 e 40 cm;
- Ângulo da poplítea no mínimo de 110°;
- Planta dos pés paralela ao solo;
- Afastamento das pernas entre si no máximo de 45°.

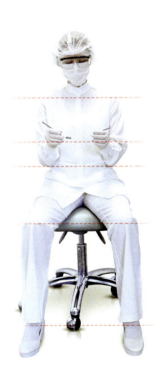

Figura 3.30 Postura de trabalho – vista lateral.

Figura 3.31 Postura de trabalho – vista frontal.

É importante alternar entre sentar-se sem e com apoio de costas (Figs. 3.32 e 3.33).

> **ATENÇÃO**
> As posturas devem ser assumidas alternadamente durante a intervenção!

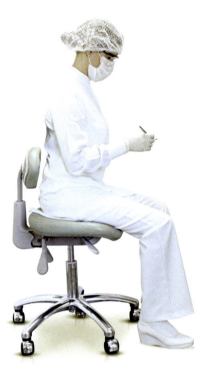
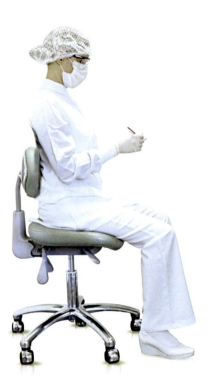

Figura 3.32 Postura sentada sem apoiar no encosto (postura dinâmica). O movimento do tronco para a frente é feito a partir da articulação do quadril. arqueamento das costas é evitado para que a curvatura natural seja mantida.

Figura 3.33 Postura sentada apoiada no encosto (postura estática). A curvatura natural das costas é mantida também neste caso.

As Figuras 3.34 a 3.37 apresentam a **aplicação dos princípios** para postura saudável de trabalho.

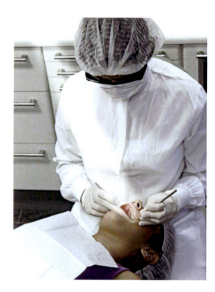

Figura 3.34 Campo de trabalho posicionado simetricamente à frente do tronco.

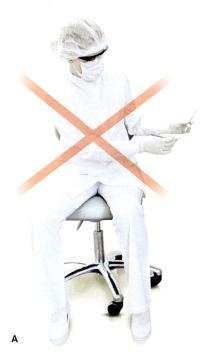
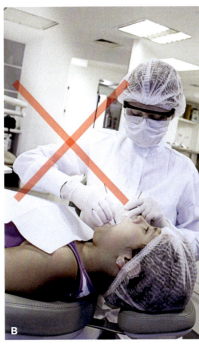

Figura 3.35 (A-B) Postura desfavorável que surge espontaneamente quando o campo de trabalho é colocado fora do plano simétrico.

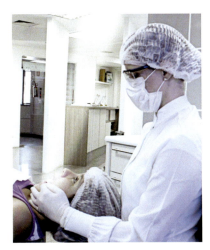
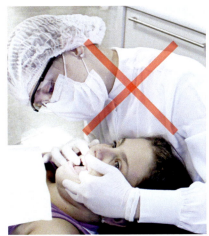

Figura 3.36 Deve-se olhar perpendicularmente tanto quanto possível para a área de atuação em uma postura correta. Caso contrário, automaticamente o globo ocular direciona uma postura desfavoravelmente assimétrica.

Figura 3.37 O campo de trabalho não é ajustado perpendicularmente à direção da linha de visão; assim, o operador automaticamente adota postura desfavorável.

Deve-se posicionar o **refletor** próximo à cabeça do cirurgião-dentista, paralelo à direção de visualização (Figs. 3.38 e 3.39). O objetivo é obter iluminação livre de sombras. Desse modo, evita-se a fadiga decorrente das sombras de mãos, dentes, lábios e bochecha. Para atingir esse objetivo, o refletor tem de apresentar três eixos que permitam à lâmpada girar em todas as direções.

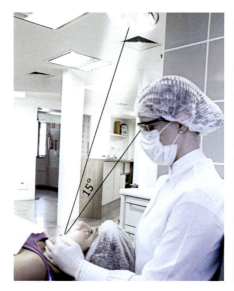
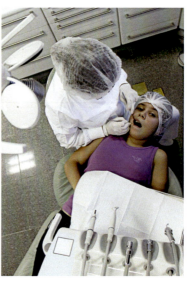

Figura 3.38 Posição do refletor no lado esquerdo, ligeiramente acima e ao lado da cabeça do cirurgião-dentista para trabalhar com a mão direita, estando sentado atrás do paciente; para o profissional sinistro (canhoto), é o inverso.

Figura 3.39 Quando na posição de 9-10h, o refletor posiciona-se do lado direito do cirurgião-dentista.

 O posicionamento da cabeça do paciente em três direções é apresentado na Figura 3.40 A-F.

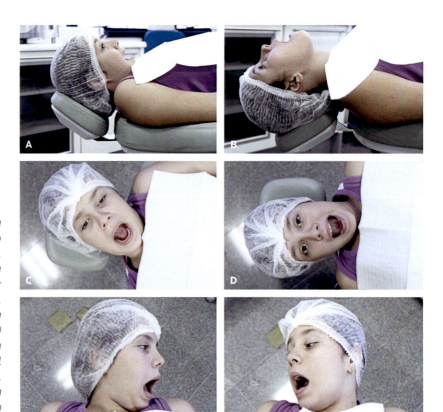

Figura 3.40 Movimentação da cabeça do paciente para visualização perpendicular do campo de trabalho. (A) Movimentação da cabeça para frente: plano oclusal mandibular aproximadamente na horizontal. (B) Movimentação da cabeça para trás: plano oclusal da maxila entre 20 e 25°. (C) Flexão lateral da cabeça em 30° para a esquerda. (D) Flexão lateral da cabeça em 30° para a direita. (E) Rotação da cabeça em 45° para a esquerda. (F) Rotação da cabeça em 45° para a direita.

Para intervenções na mandíbula, as movimentações são descritas nas Figuras 3.41 e 3.45. Para intervenções na maxila, observe as Figuras 3.46 a 3.49.

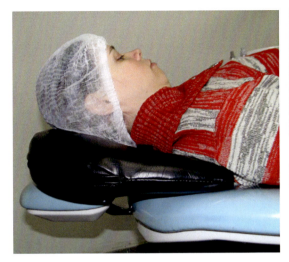

Figura 3.41 Mover a cabeça do paciente para a frente, posicionando o shoulder-neck na região occipital, com o mento inclinado para o tórax, de forma que o plano oclusal mandibular fique aproximadamente horizontal. Observe o profissional trabalhando em 9-10h.

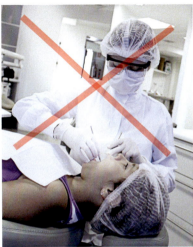

Figura 3.42 Quando o plano oclusal mandibular não estiver paralelo ao solo, o profissional será obrigado a levantar o braço direito para usar o motor de alta ou baixa velocidade ou o instrumento de raspagem, assumindo posição não saudável.

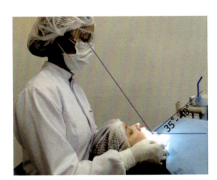

Figura 3.43 Para intervenção na lingual dos dentes anteriores inferiores, o plano oclusal mandibular deve estar em aproximadamente 35° para trás, posicionando o shoulder-neck ligeiramente atrás, inclinando o mento em direção ao tórax. Profissional em 12h.

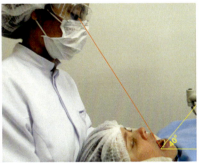

Figura 3.44 O plano oclusal mandibular é inclinado 40° para trás para tratamento da região de pré-molares. O shoulder-neck deverá estar apoiado na coluna cervical.

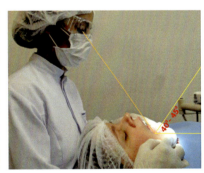

Figura 3.45 O plano oclusal mandibular é inclinado um pouco mais para trás, cerca de 45°, para tratamento da região de molares. O shoulder-neck deverá estar apoiado na coluna cervical.

Figura 3.46 (A-B) Inclinar a cabeça para trás: o shoulder-neck deverá estar apoiado na coluna cervical; o plano oclusal estará em 20-25° para trás em relação ao plano vertical, permitindo visão direta aproximadamente perpendicular dos incisivos, como se estivesse lendo um livro. Profissional em posição de 11-12h.

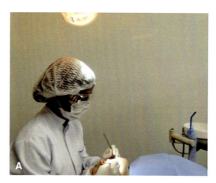
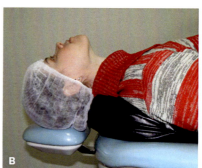

Figura 3.47 (A-B) Idem, para visão indireta das superfícies palatinas da região da bateria anterior.

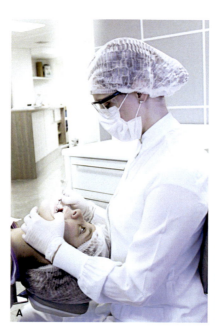
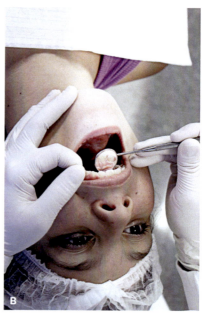

Figura 3.48 Se for necessário ajudar o paciente a posicionar-se corretamente, o profissional pode pressionar com o dedo para trás a região palatina dos dentes anteriores superiores.

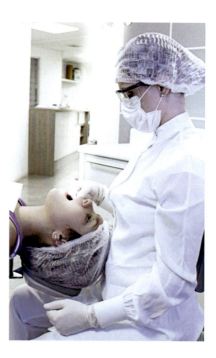

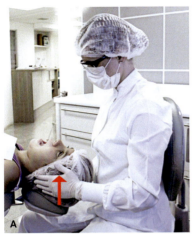
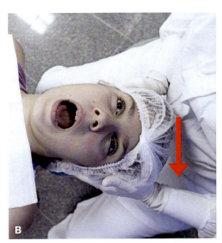
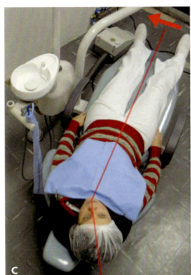
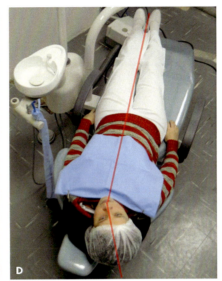

Figura 3.49 (A-D) Com a finalidade de posicionar o campo de trabalho o mais perpendicular possível à visão do profissional, é necessário inclinar lateralmente a cabeça do paciente em 30°. Assim, devemos solicitar que ele eleve a cabeça para que possamos conduzi-la à posição desejada. O ideal é que o apoio de cabeça acompanhe este movimento de lateralidade; o uso do shoulder-neck torna isso possível. Para tornar mais confortável esse posicionamento, o paciente deve deslocar o corpo horizontalmente para a esquerda ou para a direita, acompanhando o eixo de lateralidade da cabeça.

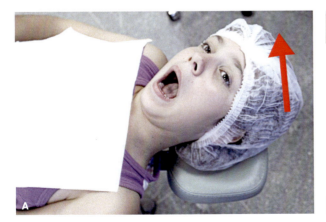
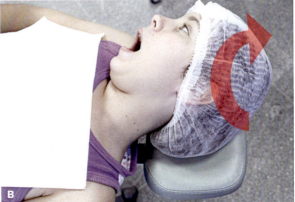

Figura 3.50 (A-B) A rotação do longo eixo da cabeça em até 45°, juntamente com o posicionamento em lateralidade, vem completar a condição que permite a melhor visão perpendicular do campo de trabalho.

Em relação ao posicionamento do paciente para o trabalho em posição de 11-12h, a posição supina do paciente permite:

- movimentação livre das pernas sob o espaldar da cadeira, necessária para manter a postura saudável;
- livre área para o ASB assentar-se defronte ao profissional, mantendo a perna esquerda sob o espaldar, para permitir a aproximação das pernas do cirurgião-dentista; isso lhe assegura também a postura saudável de trabalho;
- altura correta do campo de trabalho, voltado para o eixo de visão do cirurgião-dentista; isso evita inclinação lateral do tronco e elevação dos braços e ombros, situação que ocorre com frequência especialmente com profissionais de baixa estatura.

A Figura 3.51 A-C apresenta o posicionamento harmônico da equipe para trabalhar a quatro mãos. A posição inicial para a maioria dos tratamentos é a de 11h (Fig. 3.52 A-B).

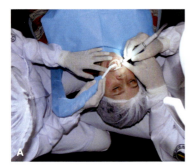
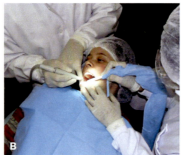
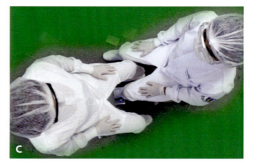

Figura 3.51 (A-C) Posicionamento harmônico da equipe para trabalhar a quatro mãos.

Figura 3.52 (A) A cabeça do paciente é inclinada em lateroflexão à direita (para a esquerda no caso de profissional sinistro), sendo posicionada no plano simétrico do cirurgião-dentista. O shoulder-neck sob o pescoço é colocado obliquamente, a cerca de 30°, deslocando-o a poucos centímetros na mesma direção em que a cabeça é inclinada. (B) A lateroflexão da cabeça do paciente é complementada com um pequeno movimento de seu corpo na mesma direção, o que torna a posição mais confortável para ele e assegura que haja bom suporte para seu pescoço. Dessa forma, esse posicionamento imita a posição de 12h, com a vantagem de permitir melhor posicionamento do ASB. No entanto, em alguns casos pode ser apropriado trabalhar em 12h.

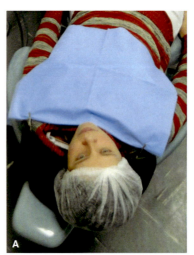
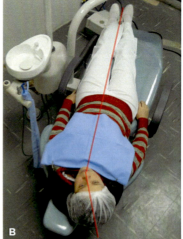

Realizando-se a inclinação e a rotação corretas da cabeça do paciente, a gama de tratamentos que podem ser realizados na posição de 11h inclui:

- exame clínico;
- exame periodontal completo;
- raspagem e polimento dos dentes;
- preparos nas superfícies oclusais da mandíbula e da maxila;
- tratamentos endodônticos;
- preparos na vestibular no lado esquerdo do paciente.

As recomendações e propostas para o correto posicionamento durante a realização de procedimentos nas diferentes regiões da cavidade bucal estão descritas nas Figuras 3.53 a 3.56.

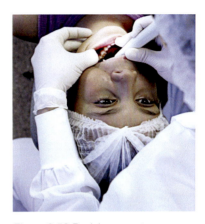

Figura 3.53 Posicionamento para realização de procedimento na mandíbula, no lado esquerdo – raspagem e polimento na coroa do dente 36. Cirurgião-dentista em 11h; visão direta; plano oclusal mandibular inclinado 45° para trás; lateroflexão da cabeça do paciente para a direita; rotação da cabeça do paciente para a direita, apenas o suficiente para obter uma boa visualização ao redor do dente 36; refletor paralelo ao eixo de visão do profissional.

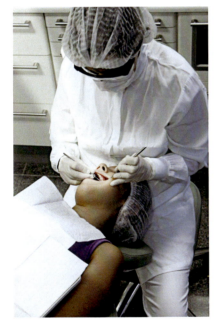

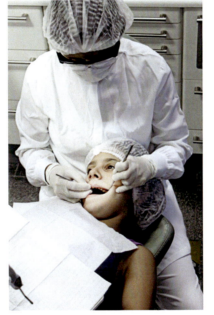

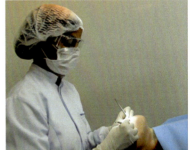

Figura 3.54 Posicionamento para realização de procedimento na maxila, na vestibular do lado esquerdo. Cirurgião-dentista em 11h; visão direta; plano oclusal maxilar inclinado 20-25° para trás; lateroflexão da cabeça do paciente para a direita; rotação da cabeça do paciente (ajuste fino); refletor paralelo ao eixo de visão do profissional.

Figura 3.55 Procedimento realizado na mandíbula, na lingual do lado direito – raspagem e polimento dental. Cirurgião-dentista em 11h; visão indireta; plano oclusal mandibular inclinado 40-45° para trás; lateroflexão da cabeça do paciente para a direita; rotação da cabeça do paciente (ajuste fino); refletor paralelo ao eixo de visão do profissional.

Figura 3.56 Posicionamento para realização de procedimento na maxila, no lado esquerdo – preparo MO (mésio-oclusal) no dente 26. Cirurgião-dentista em 11h; visão indireta; plano oclusal maxilar inclinado 20-25° para trás; lateroflexão da cabeça do paciente para a direita; rotação da cabeça do paciente para a direita (ajuste fino); refletor paralelo ao eixo de visão do profissional.

Para procedimentos na mandíbula, a posição entre 9-10h é indicada. O encosto da cabeça deve ser inclinado para cima de forma que a cabeça do paciente seja inclinada para frente, posicionando seu mento junto ao tórax. O plano oclusal mandibular dever estar o mais horizontal possível (Figs. 3.57 e 3.58). O cirurgião-dentista deve sentar-se ao lado do paciente, em posição entre 9-10h, para procedimentos na maxila (Figs. 3.59 e 3.60).

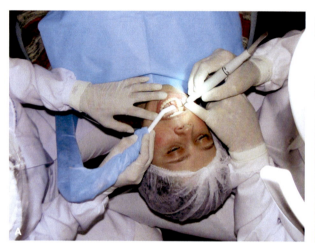
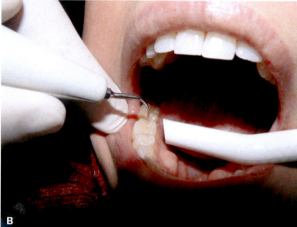

Figura 3.57 (A-B) Procedimento de raspagem e polimento do dente 46. Cirurgião-dentista em 9-10h; visão direta; plano oclusal mandibular aproximadamente horizontal; lateroflexão da cabeça do paciente para a direita; rotação da cabeça do paciente para a direita (ajuste fino); refletor paralelo ao eixo de visão do profissional.

Figura 3.58 Posicionamento para realização de preparos na mandíbula, na vestibular do lado direito ou na lingual do lado esquerdo. Neste exemplo, trata-se de um exame clínico na superfície lingual do dente 36. Cirurgião-dentista em 9-10h; visão direta; plano oclusal mandibular aproximadamente horizontal; lateroflexão da cabeça do paciente para a esquerda; rotação da cabeça do paciente para a esquerda (ajuste fino); refletor paralelo ao eixo de visão do profissional.

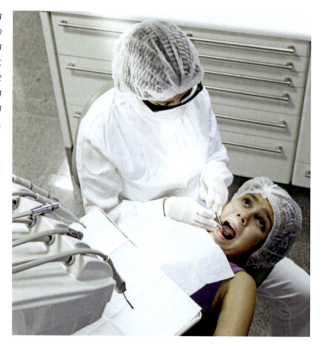

Ergonomia e Biossegurança em Odontologia 65

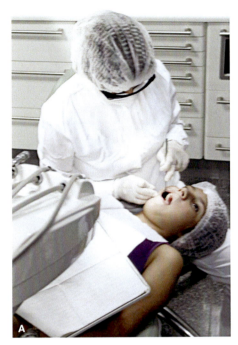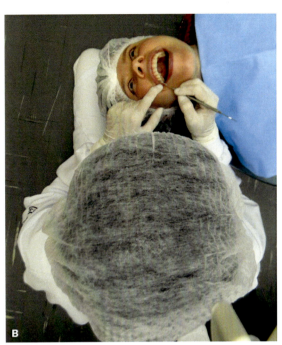

Figura 3.59 (A-B) Posicionamento para realização de procedimentos em superfícies vestibulares na maxila, com visão direta, como raspagem e polimento, para tratamentos endodônticos e para demais tratamentos na superfície palatina no lado esquerdo da maxila, em geral preparos de coroas, etc. A postura deve ser saudável, ereta e simétrica. Como exemplo, temos a realização de exame clínico na superfície vestibular do dente 16: cirurgião-dentista em 9-10h; visão direta; plano oclusal maxilar 20-25° para trás; lateroflexão da cabeça do paciente para a esquerda; rotação da cabeça do paciente para a esquerda (ajuste fino); refletor paralelo ao eixo de visão do profissional.

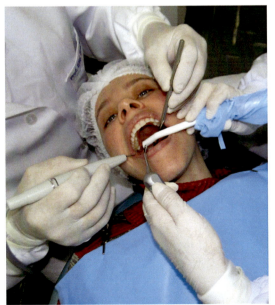

Figura 3.60 Posicionamento para realização de preparos na maxila com visão indireta, possibilitando manter uma postura saudável. O refletor deve estar paralelo ao eixo de visão. Os instrumentos devem estar posicionados dentro do campo de visão, próximos e ao alcance para uma pega natural, sem inclinações dos braços e dos ombros, com sucção de alta potência; simultaneamente, deve-se secar o espelho bucal com a seringa tríplice. Como exemplo, temos o posicionamento para a realização de limpeza e profilaxia no lado direito da maxila: cirurgião-dentista em 11h; visão indireta; plano oclusal maxilar 20-25° para trás; lateroflexão da cabeça do paciente para a direita; rotação da cabeça do paciente (ajuste fino); refletor paralelo ao eixo de visão do profissional.

Para obter a combinação de uma postura de trabalho estável e ativa com um método de trabalho dinâmico, o cirurgião-dentista deve satisfazer a duas condições:

- sentar-se simetricamente ereto em postura ativa;
- realizar tantos movimentos quanto possíveis durante o tratamento.

O cirurgião-dentista necessita trocar seu modo estático de trabalho pela constante alteração de sua posição sentada; também deve evitar inclinar a cabeça e o tronco e levantar os braços.

Caso o profissional necessite alterar a posição do instrumento para realizar o procedimento e começar a trabalhar fora do plano simétrico, ou quando for exigida melhor visualização do campo de trabalho, ou ainda quando um braço estiver levantado, ele deve se movimentar ao redor do paciente entre 9-13h. Isso significa que o profissional deve aprender a se mover ao redor da cabeça do paciente o máximo possível. Por meio dessa movimentação, ocorre alternância de contração e relaxamento dos músculos de seu corpo, necessária para o funcionamento adequado de sua postura.

LEMBRETE

O objetivo é sempre sentar em correta postura de trabalho, realizando a movimentação e a inclinação da cabeça do paciente como descrito anteriormente.

RESUMINDO

- A posição de referência de trabalho é a de 11h, mas é necessário variar entre 9 e 13h.
- Em superfícies voltadas para o lado esquerdo da boca (Fig. 3.61), o cirurgião-dentista se move para a esquerda em direção à posição de 12h, e a cabeça do paciente deve ser rotacionada para a direita.
- Em superfícies voltadas para o lado direito do paciente (Fig. 3.62), o cirurgião-dentista se move para a direita em direção à posição de 9h, e a cabeça do paciente deve ser rotacionada para a esquerda. Quando for necessário, essa posição é complementada com lateroflexão para a esquerda.
- Na posição de 11h, o cirurgião-dentista atua principalmente nas superfícies oclusais (Fig. 3.63).
- Os deslocamentos substituem as inclinações da cabeça e as torções do tronco, prevenindo posturas estáticas.

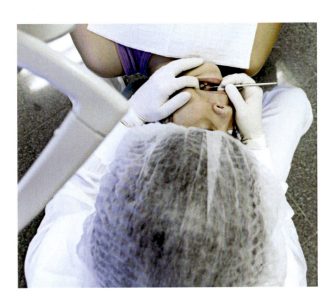

Figura 3.61 Quando atua em superfícies voltadas para a esquerda, o profissional vai à posição de 12h, e a cabeça do paciente é rotacionada para a direita. Como exemplo, temos o posicionamento para exame clínico no lado esquerdo da mandíbula: cirurgião-dentista em 12h; visão direta; plano oclusal mandibular inclinado 40-45° para trás; lateroflexão da cabeça do paciente para a direita; rotação da cabeça do paciente (ajuste fino); refletor paralelo ao eixo de visão do profissional.

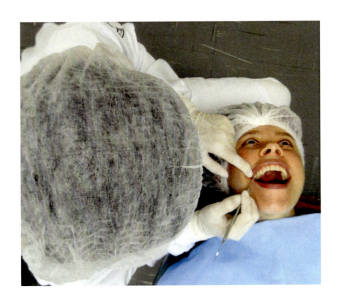

Figura 3.62 Quando atua em superfícies voltadas para a direita, o profissional vai à posição de 9h, e a cabeça do paciente é rotacionada para a esquerda; se necessário, também é inclinada em lateroflexão para a esquerda. Como exemplo, temos a vestibular do dente 16: cirurgião-dentista em 9h; visão direta; plano oclusal maxilar inclinado 20-25° para trás; lateroflexão da cabeça do paciente para a esquerda; rotação da cabeça do paciente para a direita (ajuste fino); refletor paralelo ao eixo de visão do profissional.

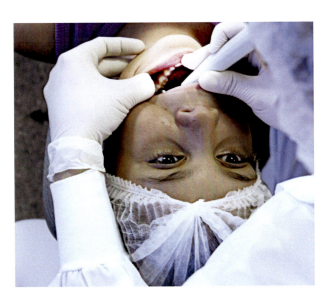

Figura 3.63 Para procedimentos nas faces oclusal, lingual ou palatina, utiliza-se a posição de 11h. Como exemplo, temos profilaxia e polimento oclusal do dente 36: cirurgião-dentista em 11h; visão direta; plano oclusal mandibular inclinado 40-45° para trás; lateroflexão da cabeça do paciente para a direita; rotação da cabeça do paciente para a esquerda (ajuste fino); refletor paralelo ao eixo de visão do profissional.

DESENVOLVENDO A PROPRIOCEPÇÃO: TREINAMENTO ERGONÔMICO PRÉ-CLÍNICO PARA ADOÇÃO DA POSTURA SAUDÁVEL DE TRABALHO

Uma atitude muito comum no ensino odontológico é aquela em que o aluno começa a empregar os princípios de ergonomia quando entra em clínica, estando muito mais preocupado em realizar o trabalho do que em assumir as posições saudáveis e adequadas para a realização desse trabalho.

Assim, essa carga emocional de sua preocupação com detalhamento de fatores técnicos na realização de procedimentos (largura, profundidade e extensão da cavidade a ser preparada, falta de habilidade no uso de instrumentos manuais, entre outros) obstrui sua capacidade de preocupar-se com sua própria postura no desenvolvimento do trabalho.

Esse formato de ensino não dá ao aluno a oportunidade de desenvolver uma postura saudável de trabalho, visto que essa percepção sensório-motriz deve estar consolidada antes de ele entrar em procedimentos clínicos. Por isso, julgamos ser extremamente necessário o treinamento ergonômico pré-clínico para a adoção de postura saudável de trabalho.

TREINAMENTO POSTURAL NO LABORATÓRIO

O ideal é que o treinamento em laboratório consiga reproduzir as características do atendimento em clínica, simulando no manequim toda intervenção a ser realizada no paciente.

TREINAMENTO EM CLÍNICA

> **ATENÇÃO**
>
> A adoção de postura saudável de trabalho é fundamental na prevenção de LER e de DORT. Além de possuir um equipamento que permita trabalhar adequadamente, é importante que o cirurgião-dentista efetivamente aplique o conhecimento necessário ao uso correto desses equipamentos.

Apenas possuir um bom equipamento não é garantia de que a equipe trabalhará numa postura correta. Dessa maneira, o processo de ensino e aprendizagem em ergonomia, aliado ao conhecimento e ao desenvolvimento de propriocepção durante o curso universitário nas fases pré-clínica e clínica inicial, é indispensável[19,24,25] para a adoção de uma postura e de uma forma saudável de trabalho.

Tal postura não é uma condição pré-programada pela propriocepção; ela só ocorre quando há um **aprendizado consciente**. Assim, o treinamento pré-clínico (preocupar-se com como fazer) na execução de trabalhos de baixa complexidade permite ao aluno se concentrar no treinamento ergonômico, sem a excessiva preocupação com o resultado (o que vai fazer). Nessa fase pré-clínica, o aluno ainda não desenvolveu vícios de postura que levam o corpo a alternativas não tão saudáveis para conseguir manter o equilíbrio.[5]

A ESDE desenvolveu uma sequência de exercícios de treinamento ergonômico para serem realizados pelos alunos na fase pré-clínica. Nesse sentido, há mudanças significativas de conceitos, que acarretam propostas de alterações na concepção dos equipamentos, e estes permitem à equipe trabalhar de forma mais ergonômica. Cabe:

- à universidade fornecer o conhecimento específico de ergonomia;
- à indústria produzir o equipamento adequado; e
- ao cirurgião-dentista selecionar equipamentos que permitam a adoção de uma postura saudável.

PROTOCOLO PARA TREINAMENTO ERGONÔMICO*

* Adaptado da ESDE.[19]

A) DESCRIÇÃO DOS EXERCÍCIOS

O formato escolhido para este treinamento é baseado em autoinstrução.

Para aplicar os critérios e checar o desempenho, recomendamos que os exercícios sejam realizados na cadeira clínica (em vez de cadeira de laboratório) e usando paciente (em vez de manequim, por ser mais próximo da realidade), em grupo de quatro componentes (um operador, um ASB, um monitor/fotógrafo e o "paciente").

Imagens fotográficas devem ser realizadas e inseridas para comprovar o resultado alcançado pelo grupo em cada exercício para posterior avaliação. Isso assegura a necessária conscientização para trabalhar eficientemente.

Os critérios para manejo dos instrumentos (odontologia a quatro mãos) não serão praticados neste momento, sendo abordados posteriormente.

O professor guiará os exercícios e explicará como resolver as dúvidas. Todos os participantes podem trabalhar de acordo com seu ritmo próprio. Os exercícios devem ser feitos e refeitos usando as instruções e a lista de checagem a seguir.

B) EXERCÍCIOS

1. Sentar-se no mocho com postura ereta e simétrica, com ombros abaixados e relaxados, braços ao lado do corpo e antebraços levemente elevados.

    Critérios para aplicação e checagem:

    - Ângulo da poplítea em 110°
    - Pernas entreabertas fazendo um ângulo de 30-45°

- Plantas dos pés apoiadas no solo
- Suporte da região glútea o mais para trás possível
- Encosto do mocho na parte superoposterior da pelve
- Postura sentada ereta e simétrica (o peso do tronco é suportado pela coluna vertebral)
- Ombros abaixados e relaxados com os braços e cotovelos junto ao corpo (no máximo 10° à frente)
- Antebraços levemente elevados (máximo de 25° e mínimo de 10° em relação ao plano horizontal)
- Inclinação da cabeça em no máximo 25°

Inserir foto da equipe realizando o exercício 1 para constar em seu relatório.

2. Inclinar o tronco somente para a frente e não mais que 10°.

   A. Sentado corretamente:

   Critérios para aplicação e checagem:
   - Inclinação do tronco somente no quadril (pelve), sem alteração da curvatura da coluna vertebral
   - Sem inclinação lateral do tronco e da cabeça
   - Sem rotação do tronco e da cabeça
   - Linhas horizontais paralelas imaginárias entre os olhos, ouvidos, ombros, cotovelos, articulação do quadril, joelhos e tornozelo.

Inserir foto da equipe realizando o exercício 2A para constar em seu relatório.

   B. Sentado incorretamente:

   Questionamento sobre posicionamento:

   Procure sentir/perceber conscientemente e responda:
   - O que acontece quando você se senta erroneamente, inclinando a região lombar para a frente, estando suas costas com a forma de um "C" e arqueadas para trás (cifose)?

Inserir foto da equipe realizando o exercício 2B para constar em seu relatório.

   Responda:
   - Qual é a diferença entre inclinação correta e incorreta?
   - O que acontece na região torácica e cervical da coluna quando há uma inversão da inclinação na região lombar curvando-a para trás?
   - Qual é a diferença que você sente nas duas situações?

◗ Por que a forma de "C" (na região lombar) é prejudicial aos músculos e à coluna vertebral?

3. Posicionar o paciente: ele deve estar em posição supina, para intervenção tanto na maxila quanto na mandíbula. Essa posição permite a correta acomodação das pernas do cirurgião-dentista e do ASB sob o espaldar da cadeira. Nessa posição, o plano da boca do paciente deve estar cerca de 5 a 10 cm mais alto que o cotovelo do cirurgião-dentista. A boca posicionada próxima ao centro do plano frontal do tronco do cirurgião-dentista é mais facilmente voltada em sua direção. As exceções à posição supina já foram abordadas anteriormente neste capítulo.

A. Posicionando o paciente corretamente:

Critérios para aplicação e checagem:

- Verificar se o paciente está na posição (supina) correta. Dessa maneira, é possível o cirurgião-dentista mover livremente suas pernas sob o espaldar da cadeira, de forma que a alternância de posição não seja obstruída durante a intervenção

Inserir foto da equipe realizando o exercício 3A para constar em seu relatório.

B. Paciente incorretamente posicionado:

Questionamento sobre posicionamento:

Incline o espaldar da cadeira em 30° para cima ou para a frente e responda:

◗ O que acontece com o espaço entre o espaldar da cadeira e as pernas do cirurgião-dentista quando o tronco do paciente é posicionado com uma inclinação cerca de 30° para cima ou para a frente?

Resposta: nessa situação, os joelhos da equipe ficam numa posição ruim e presos contra o espaldar, forçando o cirurgião-dentista a inclinar-se para a frente ou lateralmente e a rotacionar as costas e a cabeça, o que o impede de mover-se livremente e de alternar sua posição. A boca do paciente é direcionada mais para a frente, mais afastada e mais alta, obrigando ao levantamento demasiado dos braços da equipe.

Como consequência, essas condições obrigam o profissional a trabalhar numa postura fixa/estática, gerando sobrecarga osteomuscular principalmente na coluna vertebral.

Inserir foto da equipe realizando o exercício 3B para constar em seu relatório.

4.

a) Posicionar a cabeça do paciente para promover correto campo de visão. A cabeça do paciente precisa ser adequadamente movimentada em três direções, de forma que o campo operatório fique o mais perpendicular possível defronte ao tórax do cirurgião-dentista. Em casos de visão indireta, deve-se olhar o mais perpendicularmente possível no espelho.

Inserir foto da equipe realizando o exercício 4a para constar em seu relatório.

b) Movimentar a cabeça do paciente em três sentidos:
- Sentido vertical:
  - inclinação para a frente, com o mento direcionado para o tórax, para colocar o plano oclusal mandibular horizontalmente em relação ao solo;
  - inclinação para trás, com o plano oclusal da maxila em torno de 20° em relação ao plano vertical.
- Sentido lateral: inclinação lateral à direita e à esquerda. Se o formato da cadeira permitir ao paciente mover seu tronco na direção da posição lateral da cabeça, ele alcançará maior conforto.
- Sentido longitudinal: rotacionar o eixo longitudinal da cabeça para a direita ou para a esquerda.

Inserir foto da equipe realizando o exercício 4b para constar em seu relatório.

5. Posicionar o campo operatório em relação ao cirurgião-dentista. Sentado na posição de 11h, coloque o dente 36 na posição correta para um preparo cavitário mésio-oclusal, movimentando a cabeça do paciente em três direções:
- Inclinação para trás, para que o plano oclusal da mandíbula esteja num ângulo de 40° com o plano horizontal. Assim, o plano oclusal fica numa posição semelhante à de leitura.
- Flexão lateral à direita.
- Rotação à direita, para olhar além dos pré-molares.

Checagem dos critérios para colocação do campo operatório na posição correta para o cirurgião-dentista:

- O cirurgião-dentista precisa estar sentado corretamente, ereto e simetricamente, como requisito para permitir essa postura.
- O campo operatório precisa estar colocado simetricamente, frontalmente à parte mediana do tronco do cirurgião-dentista.
- O cirurgião-dentista deve poder olhar tão perpendicularmente quanto possível o campo operatório (ou no espelho), mantendo a postura saudável.
- A distância entre os olhos do cirurgião-dentista e o campo operatório deve estar entre 35 e 40 cm.
- A altura da boca do paciente deve permitir correta postura.

- Os antebraços do cirurgião-dentista devem estar elevados cerca de 5 a 10 cm acima da altura dos cotovelos.
- A cabeça do cirurgião-dentista não deve estar inclinada mais que 25° para se trabalhar em postura e altura adequadas.

Inserir foto da equipe realizando o exercício 5 para constar em seu relatório.

Requisitos adicionais:

- O refletor deve ser posicionado paralelamente ao eixo de visão do cirurgião-dentista, para não produzir sombra no campo de trabalho, na boca e nas mãos e dedos.
- O ângulo de afastamento do refletor em relação ao eixo de visão não pode ser maior que 15°.

Responda:

▶ O que acontece se você não posicionar simetricamente o campo operatório?

▶ Você está:
- inclinando o tronco e a cabeça para a frente?
- inclinando lateralmente o tronco e a cabeça?
- rotacionando a coluna?
- levantando seus braços para melhor manipulação do instrumento?

▶ O que acontece se o refletor for colocado por sobre o tórax do paciente?

6. Sentar na posição de 11h e colocar o dente 36 na posição correta para intervenção na face vestibular (exame, preparo cavitário, etc.).

Critério para aplicação e checagem semelhante ao do exercício 5.

Inserir foto da equipe realizando o exercício 6 para constar em seu relatório.

7. Sentar-se na posição de 11h e colocar o dente 46 na posição correta para um preparo mésio-oclusal.

Procedimentos:

- Movimentar a cabeça do paciente.
- Inclinar de forma que o plano oclusal da mandíbula fique num ângulo de 40° com o plano horizontal.
- Flexionar lateralmente à direita para posicionar o campo operatório no plano simétrico.
- Rotacionar à esquerda, para ser capaz de visualizar a região dos molares.

LEMBRETE

A posição do cirurgião-dentista destro entre 9h e 13h é determinada pelo local onde a melhor visão do campo operatório seja obtida. A cabeça do paciente é rotacionada e a posição do cirurgião-dentista é ajustada durante o tratamento, de forma que a instrumentação possa sempre ser realizada adequadamente.

Critério para aplicação e checagem semelhante ao do exercício 5.

Inserir foto da equipe realizando o exercício 7 para constar em seu relatório.

8. Sentar-se na posição de 9h e colocar o dente 46 na posição correta para um preparo cavitário oclusovestibular.

    Procedimentos:
    - Inclinar levemente o espaldar da cadeira (cerca de 20°) para a frente, mas sem produzir travamento das pernas do cirurgião-dentista.
    - Movimentar a cabeça do paciente em três direções:
        - Inclinação para a frente, com o plano oclusal próximo à posição horizontal;
        - Inclinação lateral à direita;
        - Rotação à direita para a melhor posição possível.

Critério para aplicação e checagem semelhante ao do exercício 5.

Inserir foto da equipe realizando o exercício 8 para constar em seu relatório.

9. Sentar-se na posição entre 9h e 10h e colocar o dente 16 na posição correta para o tratamento na face vestibular e/ou o preparo de coroa com visão direta.

    Procedimentos:
    - Colocar o paciente na posição supina.
    - Movimentar sua cabeça em três direções:
        - Inclinação para trás com o plano oclusal da maxila cerca de 20° em relação ao plano vertical;
        - Inclinação lateral à esquerda;
        - Rotação para a esquerda.

Critério para aplicação e checagem semelhante ao do exercício 5.

Inserir foto da equipe realizando o exercício 9 para constar em seu relatório.

10. Sentar-se na posição de 11h e colocar o dente 16 na posição correta para um preparo cavitário mésio-oclusal com visão indireta.

    Procedimentos:
    - Colocar o paciente em posição supina.
    - Movimentar sua cabeça em três direções:
        - Inclinação para trás com o plano oclusal da maxila cerca de 20° em relação ao plano vertical;
        - Inclinação lateral à direita;
        - Rotação para conseguir um ajuste final.
    - Colocar o espelho em posição oblíqua, para permitir visão perpendicular.
    - Posicionar o refletor a 70 cm da boca do paciente, procurando direcionar o foco paralelamente ao eixo de visão do cirurgião-dentista e perpendicular ao espelho.

    > **LEMBRETE**
    > Se o refletor for posicionado mais para a frente, o espelho deve ser girado na direção do foco, obrigando você erroneamente a inclinar-se para ter visibilidade.

    Critério para aplicação e checagem semelhante ao do exercício 5.

     Inserir foto da equipe realizando o exercício 10 para constar em seu relatório.

11. Sentar-se na posição 11-12h e colocar a região da bateria anterior inferior na posição correta.

    Procedimentos:
    - Colocar o espaldar paralelo às pernas do cirurgião-dentista.
    - Movimentar a cabeça do paciente em direções diferentes, para obter a posição correta para intervenção:
        - na lingual – inclinação em torno de 20° para a frente, com rotação e inclinação lateral para o mesmo lado da intervenção;
        - na vestibular – inclinação em torno de 40-45° para trás, com rotação e inclinação lateral para o mesmo lado da intervenção.

    > **LEMBRETE**
    > Não deve existir angulação entre as pernas e o espaldar, permitindo livre movimentação.

    Critério para aplicação e checagem semelhante ao do exercício 5.

     Inserir foto da equipe realizando o exercício 11 para constar em seu relatório.

12. Seguindo os procedimentos e os critérios aplicados anteriormente, treine outras posições de intervenção nos diversos quadrantes.

PROTOCOLO DE VERIFICAÇÃO ERGONÔMICA DURANTE PROCEDIMENTO

- A **postura sentada** deve ser ereta e simétrica, com ombros abaixados e relaxados, com os braços ao lado do corpo e com os antebraços levemente elevados.
- O **ângulo da poplítea** deve ser de 110º; a posição sentada passiva deve permitir que a região superior lateral da pelve e as costas apoiem-se e estabilizem-se no encosto do mocho.
- As **pernas** devem ficar levemente afastadas, formando um ângulo de 30-45º entre si. Os pés devem apoiar-se no solo; o acionamento do pedal deve ser feito sem deslocamento lateral do pé do operador.
- O **espaldar** deve estar na posição supina, permitindo que o operador mova livremente suas pernas sob esse encosto.
- A **cabeça do paciente** deve ser movimentada em três direções (para trás ou para a frente, para as laterais) e rotacionada em seu longo eixo.
- O **campo operatório** deve ser posicionado simetricamente defronte ao tórax do cirurgião-dentista, permitindo visualizar a região a ser trabalhada o mais perpendicularmente possível. Em casos de visão indireta, faz-se o mesmo em relação ao espelho.
- O **refletor** deve estar tão paralelo quanto possível à direção de visão, posicionado à direita ou à esquerda, bem próximo e ao lado ou acima da cabeça do operador; nos casos em que seja necessário utilizar o espelho intrabucal, o refletor deve ser posicionado levemente à frente da cabeça do operador.
- A **posição sentada** do operador destro é entre 9h e 13h; para os sinistros é entre 11h e 13h, determinada pela região de melhor visualização.
- A **cabeça do paciente** deve ser movimentada, e a posição sentada deve ser ajustada durante o tratamento, permitindo a instrumentação adequada durante o procedimento. Isso pode envolver mudanças no ângulo de aproximação do campo operatório. Não se esqueça de se ajustar a isso.
- **Instrumentos** precisam ser apreendidos com a ponta dos três primeiros dígitos (polegar, indicador e médio), os quais devem estar arqueados ao redor do cabo dos instrumentos, de forma a obter três pontos de contato. O quarto e o quinto dígitos devem ser usados como apoio; se necessário, um dígito da mão inativa é utilizado para auxiliar no apoio.
- Os **instrumentos manuais e rotatórios** devem ser dispostos no mesmo plano horizontal da boca e localizados dentro do campo de visão do operador (30º à direita ou à esquerda); instrumentos manuais devem ficar numa bandeja por sobre o tórax do paciente a uma distância de 20-25 cm da boca, e os instrumentos rotatórios, a 30-40 cm (no espaço ideal de apreensão),[19] ou a bandeja colocada atrás da cabeça do paciente, permitindo o acesso ao instrumental por ambos.[10,12,13] Para ambas as alternativas, a área de transferência do instrumental é a mesma: por sobre o tórax do paciente.

GINÁSTICA LABORAL NA CLÍNICA ODONTOLÓGICA

Entre um atendimento e outro, é necessário fazer alongamento dos membros superiores e da coluna vertebral, especialmente da coluna cervical (Fig. 3.64).

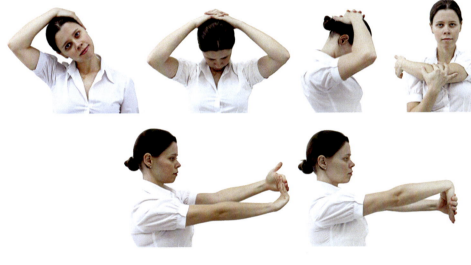

Figura 3.64 Exercícios laborais praticados após cada paciente atendido.

PRÁTICA DIÁRIA DE EXERCÍCIOS FÍSICOS

O exercício da profissão odontológica muitas vezes nos obriga a trabalhar de forma pouco dinâmica, levando muitas vezes ao sedentarismo. Por isso, é importante adotar uma forma mais dinâmica de trabalho. O ideal é que possamos trabalhar durante 35 a 40 anos sem precisar nos aposentar prematuramente, fato que ocorre com cerca de 30% de nossos colegas.

Indicam-se as seguintes **técnicas para a prática de exercícios**:
- deambulação – é o máximo de estímulo ao aparelho cardiovascular;
- K. Cooper – corrida mediante condicionamento;
- *walk don't run* ("ande, não corra") – corrente oposta ao método Cooper; consiste em caminhar a uma velocidade média de 7 km/h. O impacto intervisceral e também sobre os tornozelos é minimizado.

DICA: Sempre fazer alongamento após exercícios!

PARA PENSAR

Apenas adotar uma forma de trabalho saudável não é suficiente para que o cirurgião-dentista consiga obter e promover sua qualidade de vida e bem-estar. A prática diária de exercícios é fundamental para manter a tonicidade muscular e promover melhor funcionamento do organismo como um todo, com benefícios imediatos aos sistemas respiratório e cardiovascular.

4

Planejamento das instalações do consultório

WILSON GALVÃO NARESSI
ELIEL SOARES ORENHA
SUELY CARVALHO MUTTI NARESSI

Sem dúvida, a pesquisa de mercado para instalar-se profissionalmente é fundamental.[1]

Os objetivos que devem nortear aquele que busca onde iniciar sua vida profissional devem ser os seguintes:[2]

- Para onde vou?
- Como proceder?
- Quando chegarei lá?
- Que tipo de clínica pretendo ter?
- Quais são os meios?
- Quais são as etapas?

OBJETIVOS DE APRENDIZAGEM

- Saber como adequar fisicamente o ambiente de trabalho às suas necessidades
- Entender como deve ser a arquitetura de seu consultório
- Descobrir a melhor maneira de distribuir os equipamentos e o instrumental

LOCALIZAÇÃO PROFISSIONAL

A pesquisa de mercado visa coletar informações de natureza profissional, social e cultural.

Entidades como o Instituto Brasileiro de Geografia e Estatística (IBGE), o Programa das Nações Unidas para o Desenvolvimento (PNUD), o Conselho Federal de Odontologia (CFO), a Associação Paulista de Cirurgiões-Dentistas (APCD), a Associação Brasileira de Odontologia (ABO), prefeituras, entre outras, podem contemplar dados a respeito da relação entre habitantes e profissionais cirurgiões-dentistas, das especialidades nas cidades-alvo da pesquisa, da existência de serviços públicos (Divisão Odontológica do Estado e

LEMBRETE

Atente-se para os serviços de saúde local, bem como para a qualidade dos serviços públicos. É importante a presença de lazer, como clubes sociais e/ou desportivos. São muito importantes o nível e a qualidade dos recursos educacionais. Não se esqueça de que você poderá constituir sua família nesse local, e esses recursos serão fundamentais na educação dos filhos.

ATENÇÃO

Comunique-se! Saiba tornar-se conhecido! A comunicação é uma das ferramentas do marketing!

das Prefeituras) e assistenciais (Serviço Social do Comércio – SESC, sindicatos e outros) que podem acenar com a possibilidade de um emprego inicial, como base para firmar-se profissionalmente no local.

Há que se verificar:
- número e tipo de laboratórios e casas de artigos odontológicos;
- tipo e diversificação de comércio;
- número de agências bancárias (indica a potencialidade econômica da região).

Culminando essa pesquisa, atente para o **detalhamento cultural** presente na cidade. Isso é importante na complementação de sua formação intelectual.

Definida a cidade, há que se eleger o ponto de instalação profissional. Centro ou bairro? Isso depende de fatores objetivos e subjetivos. Edifício ou casa térrea? Ambos oferecem vantagens e desvantagens.

Há que se pensar na segurança, nos custos de manutenção (condomínio e outras despesas), na possibilidade de futura ampliação de suas instalações, na facilidade de acesso e estacionamento para seus pacientes.

Deve-se analisar o que é mais expressivo: fluxo de pessoas ou de veículos? Via do tipo bulevar ("calçadão") ou rua/avenida? Tudo isso irá influenciar integralmente sua indicação profissional: onde e como colocar sua placa indicativa?

Em **edifício**, o saguão de entrada contém o painel indicativo. E se for **casa térrea**? Não se esqueça de que sua indicação na fachada dos muros limitantes do imóvel e a colocação de sua placa no jardim ou do tipo totem na calçada são fatores muito estratégicos para a visualização de seus pretensos pacientes.[1]

PLANEJAMENTO DE INSTALAÇÕES EM CASA TÉRREA E EM EDIFÍCIO

CONSIDERAÇÕES SOBRE O IMÓVEL[3,4]

A aparência geral do imóvel escolhido, sua funcionalidade e estado de conservação são fundamentais para um bom começo e continuação.

A aparência e a conservação dos imóveis vizinhos influenciam na impressão do paciente.

INSTALAÇÃO DO CONSULTÓRIO EM EDIFÍCIOS

Vantagens:

- maior facilidade nos grandes centros;
- promoção no prédio entre usuários e condôminos;
- maior segurança;
- porteiros e funcionários para informações.

Desvantagens:

- dificuldade de propaganda ao transeunte;
- acesso difícil;
- elevador (falta de energia, defeitos, claustrofobia, etc.);
- escadas;
- restrição de propaganda no quadro de identificação do prédio;
- adaptação às regras do condomínio;
- horário de funcionamento restrito;
- estacionamento difícil;
- mais despesas (condomínio, etc.);
- dificuldades para reformas.

INSTALAÇÃO EM CASA TÉRREA

Vantagens:

- facilidade de propaganda ao transeunte – placas (tótens) e luminosos;
- facilidade para reformas;
- facilidade de acesso da rua ao consultório;
- horário de funcionamento livre;
- possibilidade de sublocar a colegas;
- maior facilidade para estacionamento;
- possibilidade de residência e consultório anexo.

Desvantagens:

- aluguel em geral mais caro;
- necessidade de reformas maiores;
- maior dificuldade de encontrar em grandes centros;
- a segurança deve ser muito mais rigorosa.

ENTRADA DO LOCAL

Requisitos:

- local específico para estacionamento de veículos;
- parada para deixar usuários;
- abrigo à chuva;
- visibilidade facilitada.

NECESSIDADES VITAIS DO AMBIENTE DE TRABALHO

LEMBRETE

Antes de construir ou reformar, é indispensável o conhecimento detalhado das especificações de instalação dos equipamentos e dos armários. Consulte previamente o fabricante.

Água:

- elevação para boa pressão em casas térreas – mínimo de 5 m;
- derivações internas da tubulação;
- vantagens da caixa elevada em edifícios;
- registro específico para sala de clínica;
- tubulação plástica;
- local de emergência da tubulação na sala clínica;
- válvulas redutoras quando necessário.

Ar comprimido:

- compressor odontológico ou industrial;
- localização;
- abafadores de ruídos;
- filtro de saída e sistema de esgotamento;
- tubulação e vedação;
- tubulação e seu local de emergência dentro da sala clínica;
- registro de fechamento de ar na sala clínica.

Eletricidade:

- quadro de força independente do edifício;
- chave geral e disjuntores para tomadas, motores, energia e ar-condicionado;
- padronização das tomadas elétricas;
- tipo de iluminação.

Esgoto:

- especificação (diâmetro de 40 mm);
- local de saída e fácil acesso;
- caixas de inspeção e separação de resíduos em caso de laboratório.

Telefone:

- localização e tomadas em locais estratégicos.

ADEQUAÇÃO DO IMÓVEL

Dependendo da cidade, há edifícios em que se encontram salas previamente concebidas para consultórios odontológicos, com áreas que variam desde as necessidades mínimas para um cirurgião-dentista (sala de recepção com 6 a 8 m², sala de clínica com 9 m² e um sanitário com 2 m²; portanto, área total de 17 a 19 m²) até uma instalação ideal ou sofisticada – sala de recepção com 8 m², sanitário de paciente com 2 m², escritório com 6 m², duas salas de clínica com 9 m² cada, sanitário da equipe com 4 m², laboratório ou similar com 6 m² e copa com 4 m²; portanto, serão 48 m² totalmente aproveitáveis (Fig. 4.1 A-C).

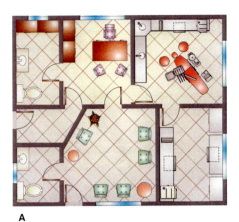
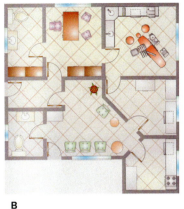
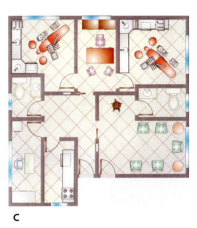

A B C

Figura 4.1 (A-C) Plantas baixas de consultório.

Em qualquer dessas opções, deve-se atentar para o **fluxo interno**: a disposição das salas deve ser bem elaborada, de modo a evitarem-se pontos de atrito entre os ocupantes. É muito importante a **admissão do paciente**: seu trajeto entre a entrada e seu atendimento deve ser o mais curto possível, evitando-se sua circulação em diagonal pela sala de recepção.

A primeira preocupação é quanto à área a ser destinada à sala de recepção, que deve ter em torno de 6 a 8 m², de acordo com o fluxo de pacientes. O piso e as paredes deverão ser revestidos com material refratário e de fácil limpeza. A escolha, por exemplo, de piso frio deverá ser muito criteriosa, pois este deve ser absolutamente não escorregadio. Da mesma maneira, não se recomenda o uso de carpete ou forração similar, por razões óbvias: a probabilidade de retenção de poeiras e/ou manchamentos decorrentes do uso contínuo. Pisos do tipo emborrachado tendem a sofrer desgaste nos locais de uso mais constante.

A escolha poderá recair sobre materiais do tipo sintético simulando madeira, com muita variedade de padrões que certamente irão compor agradavelmente o ambiente. As paredes poderão ser simplesmente revestidas de massa corrida e pintadas com tinta acrílica, que permite fácil higienização. Também o revestimento de madeira sintética ou ampliações fotográficas devidamente impermeabilizadas compõem muito bem, aliados à facilidade de limpeza.

Comodidades: sempre que possível, utilize apenas poltronas, para poder individualizar cada usuário. Outra solução é utilizar banco de alvenaria contínuo, alternando um assento/encosto com um revisteiro. Também são muito importantes as variações necessárias para odontopediatria, no caso de você atender a adultos e crianças: estas precisam identificar-se com o seu mundo, senão o local não oferecerá o menor atrativo para o pequeno paciente.

Escritório: outra consideração igualmente importante é que o paciente não deve ter acesso direto da sala de recepção à sala de clínica, mas deve passar pelo escritório. Explica-se: quando esse acesso se faz diretamente da recepção à sala clínica, corre-se o risco de constrangimento do paciente que está sendo atendido, no caso de um terceiro paciente bater à porta por alguma razão. Além disso, se este terceiro tomar conhecimento, visualmente, da intervenção que está sendo realizada no paciente, isso poderá caracterizar infração ao artigo 5º, inciso XIII, do Código de Ética Odontológica, que estabelece

LEMBRETE

A sala de recepção é o primeiro ponto de contato entre o paciente e o consultório. Quanto mais adequado estiver o ambiente físico, mais agradável será a permanência de pessoas.

como dever do profissional "resguardar sempre a privacidade do paciente". Sua infração poderá trazer também implicações cíveis (dano moral).[5]

Assim, a presença do escritório contribui sobremaneira para:

- ser uma área neutra entre o ambiente social (sala de recepção) e o ambiente profissional (sala clínica);
- realizar os primeiros contatos entre o profissional e um provável paciente;
- fazer o inquérito de saúde, inclusive obtendo-se o perfil psicológico do paciente que o procura;
- fazer diagnóstico, prognóstico, planejamentos, planos de tratamento e recebimento de honorários;
- recepcionar terceiros, respeitando a individualidade do paciente que está sendo atendido na sala clínica;
- utilizar recursos instrucionais audiovisuais;
- fazer uso particular de telefone;
- guardar arquivos de documentos e prontuários.

Dependendo da disponibilidade da área, o escritório pode ter dimensões que variam de 4 a 8 m², para conter adequadamente mesa e cadeira do profissional, cadeira para terceiros, armário para arquivo e diversos, negatoscópio e telefone.

Sanitários: o ideal é que haja um sanitário para a equipe e outro para o paciente. Se houver um único, que este se localize entre a sala de recepção e a sala clínica.

SALA CLÍNICA

Para obter a melhor distribuição de espaços no consultório, deverá ser escolhido para a sala clínica um local que permita a instalação ergonômica dos equipamentos, propiciando condições ideais de ambientação e de integração ao trabalho, melhorando sua qualidade e produtividade. Por isso, a instalação da sala clínica demanda dois importantes fatores: a **adequação do imóvel e a infraestrutura** (representada por água e esgoto, eletricidade e ar comprimido).

Itens a serem considerados para uma planta adequada de sala clínica:

- área de operador e área de auxiliar;
- localização básica da cadeira;
- armário de estoque e lavatórios;
- fluxo dos usuários;
- tubulação central subterrânea, se possível.

Aspectos de praticidade: para o cirurgião-dentista clínico, a dimensão ideal da sala clínica é em torno de 9 m², para permitir abrigar todo o equipamento, o cirurgião-dentista, o ASB e o paciente, evidenciando a funcionalidade. No caso de profissionais especialistas na área cirúrgica, em que são necessários dois operadores e mais o membro de apoio circulante (casos de implantodontia, cirurgia e periodontia), e também no atendimento a pacientes cadeirantes, essa área deverá ter sua dimensão adequada.

LEMBRETE

É importante salientar que as características de piso e paredes do escritório devem ser similares às da sala de recepção. Outra recomendação útil: se possível, o escritório deve ter admissão e saída independentes, para que o paciente atendido não retorne pela recepção.

LEMBRETE

Ressalte-se que o piso e as paredes de todas as dependências do consultório devem ser de material o mais refratário possível. Um tipo de piso muito adequado é o Flowtex QC, material à base de epóxi e quartzo colorido aplicado diretamente sobre o contrapiso, sem emendas ou ressaltos, com muitas opções de cores.

Esquema de circulação do paciente: sua admissão e saída devem ser mediante porta à direita ou à frente da cadeira clínica, para que não interfira na área de ação do cirurgião-dentista e do ASB.

A **distribuição do equipamento** deve estar de acordo com a posição da cadeira clínica: esta deverá estar em diagonal ao longo eixo da sala, o que permitirá maior diâmetro de área de ação do cirurgião-dentista e do ASB, além de evitar perda de espaço. Isso também orientará a distribuição dos armários de estoque, em forma de L ou U, de acordo com a necessidade ou preferência do cirurgião-dentista.

O ideal em termos de **biossegurança** é que haja um ambiente próprio, com área de expurgo e de esterilização. No entanto, em consultórios com espaços restritos, é na sala clínica que ocorre a esterilização (detalhamentos de esterilização encontram-se no Capítulo 7 – Biossegurança).

Água: deve-se atentar para o local de emergência da tubulação na sala clínica, especialmente em relação aos armários que estarão nos lavatórios e o periférico que exige presença de água (ultrassom). É necessário haver registro específico para a sala clínica.

Eletricidade: é necessário haver um quadro de disjuntores para tomadas, motores, iluminação e ar-condicionado; assim, evita-se a descontinuidade do fluxo de trabalho se houver problema em algum circuito específico.

Ar comprimido: absolutamente necessário ao trabalho. À semelhança da água, é necessária a correta emergência do duto de ar. Pode ser fornecido mediante compressor de modelo odontológico ou convencional. Se for modelo odontológico, deve ser aquele que tenha ótimo desempenho e baixo nível de ruídos, bem como cuidados na manutenção; há os tipos que são lubrificados a óleo e outros que apresentam lubrificação permanente mediante pó de grafite. O revestimento acústico colabora ainda mais para que possa ser instalado na própria sala de clínica.

Esgoto: deve ter 40 mm de diâmetro, sendo dotado de filtro que impeça qualquer probabilidade de entupimento. Seu acesso, bem como o local de saída, deve ser bastante facilitado para permitir inspeção eventual.

> **ATENÇÃO**
>
> De acordo com o Centro de Vigilância Sanitária (CVS), é absolutamente imperiosa a presença de dois lavatórios, mesmo que o cirurgião-dentista trabalhe só: um destina-se à higienização de suas mãos, e o outro, à lavagem do instrumental a ser esterilizado, ambos com liberação automatizada de água.

> **LEMBRETE**
>
> O ponto de emergência da tubulação de água, ar comprimido, energia elétrica, tubulação da sucção de alta potência, esgoto e o comando dos sugadores deve estar contido no módulo de conexão, situado a 30 cm do eixo longitudinal na lateral esquerda da base da cadeira, próximo aos pés, considerando-se um cirurgião-dentista destro. A tendência atual é que a caixa de conexão esteja contida na base da cadeira, ganhando-se mais este espaço na lateral.

AMBIENTE FÍSICO DE TRABALHO

O desempenho de uma tarefa profissional é condicionado, entre outros fatores, por condições gerais do ambiente físico, como iluminação, temperatura, ruídos e cores.

Os estudos sistemáticos sobre os aspectos ergonômicos, visando à melhoria da produtividade, demonstram a necessidade de adequar-se convenientemente o ambiente físico de trabalho.

SALA DE RECEPÇÃO E ESCRITÓRIO

Iluminação: deve proporcionar atmosfera agradável, de efeito repousante. Se possível, deve haver a presença de iluminação natural. Na impossibilidade, procure promover iluminação artificial adequada, mediante lâmpadas comuns (filamento aquecido) ou as chamadas "lâmpadas econômicas", com 2.700 °K (amarelas), com nível adequado (cerca de 500 luxes), para permitir correta visibilidade na leitura ou lazer na recepção.

Temperatura: o ar-condicionado é um substituto da ventilação natural, renovando o ar ambiental, resfriando ou aquecendo o ambiente, procurando manter a umidade relativa desejada.

Ruídos: devem apresentar um nível sonoro agradável, produzido, por exemplo, por música instrumental ou ajustada à preferência do paciente. Impõe-se o isolamento acústico em relação à sala de clínica.

Cores: respeitadas as preferências individuais, os ambientes devem ter predomínio de tons quentes nas superfícies mais amplas, pois isso confere uma sensação aconchegante e agradável ao ocupante.

SALA DE CLÍNICA

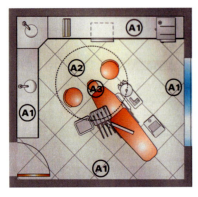

Figura 4.2 Níveis de iluminação na sala clínica. A1 (área periférica) é aquela situada nos limites da sala, com aproximadamente 500 luxes de iluminação. A2 (área de ação) compreende o espaço onde se situam os elementos de trabalho do cirurgião-dentista e do ASB (0,5 m em torno do apoio de cabeça do paciente), com intensidade luminosa entre 800 e 1.000 luxes. A3 (área de intervenção) compreende a boca do paciente, com um nível entre 8.000 e 25.000 luxes.

Iluminação: as condições de visibilidade dos objetos devem ser tais que permitam ao observador a realização da tarefa visual com segurança, precisão, rapidez e eficiência. Preferentemente, a sala de clínica deve apresentar dois tipos de iluminação: natural e artificial.

A **iluminação natural** ideal é aquela obtida quando a janela situa-se numa posição em que oferece a iluminação proveniente da direção norte ou nordeste, que permitirá excelente qualidade de iluminação e evitará a incidência de raios solares diretos na sala de clínica. Se a janela estiver em outra direção, impõe-se o uso de anteparo do tipo persiana vertical.

A iluminação natural também é importante para a seleção de cores de dentes artificiais, desde que em horário compatível. Além disso, a iluminação natural tem seu efeito psicológico sobre os indivíduos: sua ausência torna-se opressiva (claustrofobia) tanto para o paciente quanto para a equipe profissional.

A **iluminação artificial** permite complementar a iluminação natural. A sala de clínica deve apresentar, basicamente, três diferentes intensidades de iluminação (Fig. 4.2).

As áreas periférica e de ação devem receber iluminação por lâmpadas tubulares fluorescentes. Algumas condições, em conjunto, definem a qualidade da iluminação. Dentre estas, destaca-se que não devem modificar as cores com que os objetos se mostram em comparação à luz natural.

Uma lâmpada tubular fluorescente adequada à prática odontológica é a do tipo "super luz do dia 40 W 5.500 °K" (seis lâmpadas para uma sala clínica com até 10 m²); outra bastante satisfatória é a "super luz do dia 85 W 5.500 °K" (três lâmpadas para uma sala clínica com até 10 m²); ambas provêm intensa iluminação de excelente qualidade e reproduzem adequada discriminação de cores devido à temperatura de cor: 5.500 °K.

A área de intervenção (cavidade bucal) deve receber iluminação com nível entre 8.000 e 25.000 luxes. Essa intensidade é conseguida apenas com refletores de luminosidade fria: apresentam lâmpadas de tungstênio-halogêneo e dispositivo absorvente de radiação infravermelha, permitindo luminosidade fria de excelente qualidade e intensidade.

Temperatura: é imprescindível a utilização de aparelho de ar-condicionado para manter o conforto térmico (21 ou 22 °C) e a estabilidade dos materiais odontológicos em uso. Além disso, o aparelho renova o ar saturado com substâncias químicas volatilizadas e micro-organismos em suspensão na sala de clínica.

Ruídos:
- entre 60 e 70 dB – níveis ideais de ruídos;
- entre 70 e 90 dB – aumenta a sensação de desconforto;
- entre 90 e 140 dB – alto risco da acuidade auditiva;
- 140 dB – limite da dor, com sério risco de dano irreversível da membrana timpânica.

> **ATENÇÃO**
>
> Os motores de alta rotação convencionais situam-se na faixa de 82 a 86 dB.

Na sala de clínica, temos ruídos ambientais (motores, como compressor de ar, dependendo do tipo; aparelho de baixa rotação, condicionador de ar, turbinas de alta rotação, sucção de alta potência e outros). Recomenda-se a substituição de aparelhos ruidosos, ou a modificação do local de sua instalação. Os ruídos externos compreendem todas as formas de poluição sonora (ruas de trânsito intenso e outras), impondo o uso de janelas antirruído.

Cores: estudos realizados pelo Canadian Color Studio (Toronto, Canadá) indicam que o profissional trabalhando em ambiente cromaticamente concebido pode render cerca de 10% a mais; as cores inadequadas podem influir negativamente no rendimento do trabalho.

Ao contrário do que ocorre na sala de recepção, a sala de clínica deve apresentar, sempre que possível, cores frias (verde, azul). Os tons pastéis de verde são especialmente recomendados para obter uma atmosfera repousante, complementada pela harmonia cromática dos demais componentes (piso, equipamento e ornamentos).

É importante notar, especialmente na sala clínica, onde a equipe permanece em média 8 horas ao dia, que as cores devem obedecer a critério científico, para criar uma atmosfera aconchegante e acolhedora, de forma a permitir uma produtividade satisfatória.

> **LEMBRETE**
>
> Um detalhe importante: a cor branca ou gelo deve ser evitada, pois, devido ao fato de ser extremamente reflexiva, leva a fadiga visual, globo ocular injetado e tendência a esfregar os olhos. Mesmo o guardanapo colocado no paciente deve apresentar cor fria. A cor branca é aceita, no máximo, para o teto da sala clínica.

DISTRIBUIÇÃO RACIONAL DO EQUIPAMENTO E DO INSTRUMENTAL

Para a análise da distribuição do equipamento na sala clínica, as entidades ISO e FDI[6] convencionaram dividir a sala idealizando um mostrador de relógio: o centro corresponde ao eixo dos ponteiros e à boca do paciente em posição supina; círculos concêntricos A, B e C, de raios 0,5, 1,0 e 1,5 m, respectivamente, destinam-se à localização dos elementos do equipamento (Fig. 4.3 A-B).

DIVISÃO DAS ÁREAS DA SALA

Conforme a Figura 4.3, o eixo 6-12 horas divide a sala em duas áreas, à direita e à esquerda da cadeira. Essas áreas são destinadas ao cirurgião-dentista destro e ao ASB, respectivamente.

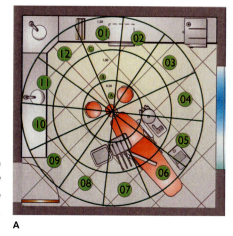
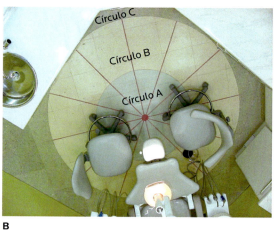

Figura 4.3 (A-B) Esquema ISO/FDI de organização da sala clínica.

A B

A área correspondente ao círculo A, com 0,5 m de raio (ou 1 m de diâmetro), é a chamada
área de transferência: deverá conter as pontas ativas e o instrumental da bandeja e da unidade auxiliar, permitindo que o trabalho seja realizado no movimento 3 (espaço ideal de apreensão, que gera menor desgaste de energia, menor tempo gasto e maior produtividade); os mochos do cirurgião-dentista e do ASB deverão também estar situados nessa área.

O círculo B, com 1 m de raio (ou 2 m de diâmetro), estabelece o espaço máximo de apreensão e utiliza o movimento 4 (braço estendido) para alcançar mesas, gavetas abertas e o corpo do equipo e da unidade auxiliar.

O círculo C limita a área total da sala clínica. É onde ficam os armários fixos e os lavatórios. Uma vez definido o círculo funcional de trabalho, é necessário atentar para o **plano horizontal**, que nada mais é do que um plano virtual de ajuste dos elementos do equipamento do cirurgião-dentista e do ASB, como mochos, armário deslizante, bandeja auxiliar e outros, em alturas iguais, de maneira que ambos visualizem o campo de trabalho e que, com um simples movimento horizontal de braços, tenham acesso a tudo de que necessitem (Fig. 4.4).

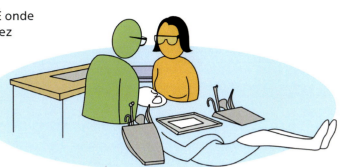

Figura 4.4 Plano horizontal da equipe, paciente e equipamento.

Fonte: Schön.[7]

A altura dos mochos deve ser tal que permita aos usuários sentarem-se corretamente. Os cotovelos devem estar próximos ao corpo, para permitir a posição fisiológica de trabalho e que consome menor quantidade de energia durante a intervenção.

O instrumental poderá ser disposto em bandeja sobre o armário deslizante ou sobre o equipo atrás da cadeira, bem como em bandeja auxiliar aproximadamente sobre o tórax do paciente, permitindo acesso tanto ao cirurgião-dentista quanto ao ASB.

A localização do cirurgião-dentista destro poderá ser entre 9h e 13h, movimentando-se de acordo com sua necessidade; a localização do ASB corresponde às posições de 2h e 3h. No caso de cirurgião-dentista sinistro, a localização de ambos será invertida.

CONCEITOS BÁSICOS PARA POSICIONAMENTO DE EQUIPO EM RELAÇÃO À CADEIRA CLÍNICA E AO CIRURGIÃO-DENTISTA

 Os conceitos básicos compreendem um sistema de classificação do equipamento de intervenção do cirurgião-dentista e da unidade auxiliar em tipos 1, 2 e 3 (modelos nacionais), conforme sua localização.

A inscrição gráfica de diferenciação do elemento do cirurgião-dentista e do ASB se faz mediante uma barra: o que está à esquerda da barra significa o equipo, e o que está à direita representa a unidade auxiliar. Exemplos: 1/1, 1/2, 2/1, etc.

Há objeções contra a utilização dos conceitos básicos 1 e 2, e recomenda-se que o equipo seja posicionado na posição 3, sobre a cadeira, estando equidistante entre o cirurgião-dentista e o ASB. As objeções contra o equipo posicionado nas posições 1 e 2 são que, nessas posições, o ângulo de atuação do profissional é aumentado, ficando os instrumentos fora do alcance ideal de pega, além de impor a necessidade de movimentos de inclinação do tronco e torção da coluna vertebral.

SAIBA MAIS

A segunda edição da norma ISO 4073:2009[6] substituiu a primeira versão, de 1980, com mudanças significativas, como a eliminação dos símbolos para localização dos instrumentos do cirurgião-dentista e do ASB.

EQUIPO: CONCEITO BÁSICO 1/

De acordo com o conceito básico 1/, o equipo é posicionado à direita da cadeira odontológica e à direita do cirurgião-dentista.

As **desvantagens** deste conceito são:

- o ângulo de atuação fica acima do recomendado (30°), o que dispersa a atenção, prejudica a concentração e diminui a precisão requerida ao trabalho;
- quando o cirurgião-dentista está em situação de 9h, o equipo fica à direita e quase atrás do profissional, o que o obriga a rotacionar o tronco para alcançar as pontas;
- o equipo fica inacessível ao ASB, sentado no lado oposto da cadeira.

EQUIPO: CONCEITO BÁSICO 2/

De acordo com o conceito básico 2/, o equipo localiza-se à esquerda do cirurgião-dentista e atrás da cadeira, sendo somente do tipo totalmente móvel.

As **desvantagens** deste conceito são:

- o ângulo de atuação também é aumentado, levando às decorrências já explicadas;
- o cirurgião-dentista fica obrigado a rotacionar o tronco para acesso às pontas ativas;
- dificuldade de locomoção da equipe e paciente devido à presença da tubulação de ar e água no solo, possibilitando tropeços;
- a apreensão das pontas será realizada em uma das duas formas:
    - com a mão esquerda e transferida para a mão direita; ou
    - com a mão direita, aumentando ainda mais a rotação do tronco, o que poderá gerar problemas ainda maiores.

EQUIPO: CONCEITO BÁSICO 3/

Recomenda-se fortemente este conceito, e os principais pontos de **vantagem** de seu uso são os seguintes:

- serve tanto ao profissional destro quanto ao sinistro;
- permite acesso equidistante tanto do profissional quanto do ASB;
- concentra o ângulo de atuação dentro dos 30° à frente do profissional, o que permite maior nível de atenção, não exigindo movimento de torção do tronco;
- economiza espaço, facilitando o fluxo da equipe.

UNIDADE AUXILIAR: CONCEITO BÁSICO /1

De acordo com o conceito básico /1, a unidade auxiliar localiza-se à esquerda do ASB e da cadeira clínica, estando conectada a esta. Sua principal desvantagem é a apreensão dificultada de suas pontas ativas.

UNIDADE AUXILIAR: CONCEITO BÁSICO /2

De acordo com o conceito básico /2, a seringa tríplice e o *kit* suctor/salivador situam-se à direita do ASB e atrás da cadeira, compondo o equipo do tipo móvel do cirurgião-dentista. A cuspideira permanece conectada à cadeira clínica.

LEMBRETE

Este conceito é bem vantajoso para o ASB destro.

UNIDADE AUXILIAR: CONCEITO BÁSICO /3

De acordo com o conceito básico /3, a seringa tríplice e o *kit* suctor/salivador situam-se por sobre a cadeira, compondo o equipo do tipo semimóvel do cirurgião-dentista. A apreensão das pontas ativas é mais facilitada para o ASB sinistro do que para o destro. A cuspideira permanece conectada à cadeira clínica.

Observação: Estes elementos combinados formam várias concepções de equipamentos, de acordo com cirurgião-dentista destro ou canhoto. A sequência de diagramas é 1/1, 1/2, 2/1, 2/2, 3/1, 3/2, 3/3 (Fig. 4.5).

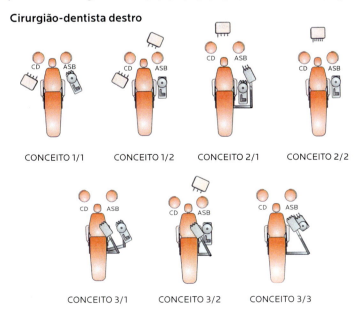

Figura 4.5 Trabalho a quatro mãos nos conceitos de 1/1 a 3/3.
Fonte: Schön.[7]

PARA PENSAR

Para que o trabalho seja realizado com a maior produtividade, impõe-se a ação do ASB. Quanto mais bem treinada for essa pessoa, mais ampla será a delegação de funções, com a consequente melhora na qualidade do atendimento.

5

Organização do trabalho

WILSON GALVÃO NARESSI
ELIEL SOARES ORENHA
SUELY CARVALHO MUTTI NARESSI

No estágio atual em que se encontra a odontologia, é muito difícil conceber o trabalho profissional sem a colaboração de um auxiliar em saúde bucal (ASB).[1-7] A intenção de realizar o trabalho cada vez mais eficiente, no melhor tempo possível, com o menor desgaste físico e trazendo o máximo de conforto ao paciente durante a intervenção só será possível com a utilização de pessoal de apoio bem preparado.

"O sucesso ou fracasso dos trabalhos realizados pelo cirurgião-dentista depende, em boa parte, da qualidade e da quantidade da mão de obra auxiliar disponível. Daí a necessidade do pessoal auxiliar, com o conhecimento da filosofia de trabalho do cirurgião-dentista a que está subordinado, bem como de orientações técnicas para auxiliá-lo na área em que estiver atuando."[8]

Para que a equipe possa intervir nessa situação de conforto funcional, é necessário que a cadeira clínica permita adotar a posição horizontal. A presença de apoio de cabeça com adequado ajuste vertical (ou também a utilização do chamado *shoulder-neck* – apoio de ombro-nuca), para a intervenção com visualização direta e indireta de maxila e mandíbula, vem completar as características ideais de uma cadeira clínica ergonomicamente concebida.

OBJETIVOS DE APRENDIZAGEM

- Conhecer as funções do auxiliar em saúde bucal (ASB)
- Conhecer os vários modelos de organização de bandeja para procedimentos
- Entender os princípios da atuação do ASB como preparador ou instrumentador

DELEGAÇÃO DE FUNÇÕES

A delegação de funções traz vantagens no trabalho produzido: maior rapidez na execução (duas ou mais pessoas trabalhando no mesmo objetivo), melhor qualidade e menor fadiga, com benefício direto ao paciente.

> **Delegar função**
>
> É transferir atividades a outra pessoa, tornando-a parte de nossas ações, de acordo com nossa orientação e filosofia de trabalho. Seguir técnicas certas e padronizadas é a maneira mais eficaz de trabalho. Assim, orientar nossos colaboradores na mesma técnica é o passo decisivo para o acerto.

> **ATENÇÃO**
>
> Convém salientar que a atividade de ASB está contida em lei, obrigando a registro no Conselho Regional de Odontologia (CRO). A atuação do ASB sem o devido curso de formação caracteriza exercício ilegal.

A necessidade de delegar funções gerou uma categoria profissional: ASB. Trata-se do pessoal de apoio regulamentado pela lei nº 11.889, de 24 de dezembro de 2008, que exerce atividades sob supervisão do cirurgião-dentista ou do técnico em saúde bucal (TSB).[9]

A carga horária dos cursos de formação de ASB nunca será inferior a 300 horas, e a escolaridade mínima exigida é o 1º grau completo. Após sua capacitação, o profissional poderá exercer as atividades em consultório ou clínica odontológica, em estabelecimento público ou privado.

A referida lei estabelece as competências e proibições do exercício da atividade nos termos transcritos a seguir.

Art. 9º. Compete ao auxiliar em saúde bucal, sempre sob a supervisão do cirurgião-dentista ou do técnico em saúde bucal:

I – organizar e executar atividades de higiene bucal;

II – processar filme radiográfico;

III – preparar o paciente para o atendimento;

IV – auxiliar e instrumentar os profissionais nas intervenções clínicas, inclusive em ambientes hospitalares;

V – manipular materiais de uso odontológico;

VI – selecionar moldeiras;

VII – preparar modelos em gesso;

VIII – registrar dados e participar da análise das informações relacionadas ao controle administrativo em saúde bucal;

IX – executar limpeza, assepsia, desinfecção e esterilização do instrumental, dos equipamentos odontológicos e do ambiente de trabalho;

X – realizar o acolhimento do paciente nos serviços de saúde bucal;

XI – aplicar medidas de biossegurança no armazenamento, transporte, manuseio e descarte de produtos e resíduos odontológicos;

XII – desenvolver ações de promoção da saúde e prevenção de riscos ambientais e sanitários;

XIII – realizar em equipe levantamento de necessidades em saúde bucal; e

XIV – adotar medidas de biossegurança visando ao controle de infecção.

Art. 10. É vedado ao auxiliar em saúde bucal:

I – exercer a atividade de forma autônoma;

II – prestar assistência, direta ou indiretamente, a paciente, sem a indispensável supervisão do cirurgião-dentista ou do técnico em saúde bucal;

III – realizar, na cavidade bucal do paciente, procedimentos não discriminados no art. 9º desta Lei; e

IV – fazer propaganda de seus serviços, mesmo em revistas, jornais ou folhetos especializados da área odontológica.

A capacitação do ASB permitirá a execução das seguintes funções:

- recepção – atender ao telefone, reservar consultas, cuidar do livro-horário, atender a terceiros, cuidar da sala de recepção;

- secretaria – cuidar de arquivos clínicos e radiográficos, organizar a administração e a contabilidade, fazer contato com laboratórios e casas de artigos dentais;
- preparação – esterilizar e acondicionar o instrumental, cuidar do estoque e do preparo de materiais, revelar e montar radiografias, preparar bandejas clínicas;
- instrumentação – nos procedimentos clínicos junto ao cirurgião-dentista ou TSB;
- educação sanitária – desenvolver mentalidade preventiva;
- manutenção do consultório – cuidar das fontes de ar, água e energia, fazer a limpeza diária, a desinfecção e o recobrimento dos elementos do equipamento, a lubrificação e a manutenção dos equipamentos.

RACIONALIZAÇÃO DO TRABALHO

Um procedimento clínico pode ser realizado de várias maneiras:[1,10]
- cirurgião-dentista faz tudo sozinho, ou seja, 100% da intervenção;
- cirurgião-dentista delega parte do trabalho a um ASB – esta intervenção será realizada 60% pelo cirurgião-dentista e 40% pelo ASB;
- cirurgião-dentista delega parte do trabalho a dois ASBs – o trabalho será realizado 40% pelo cirurgião-dentista e 60% pelos ASBs, ou seja, o cirurgião-dentista produzirá mais trabalhando menos!

Deve-se levar em conta a decomposição do ato profissional, pois todo procedimento compõe-se de tempos, ações e movimentos.

ESTUDO DOS TEMPOS

Os tempos basicamente compreendem:
- **Tempo (ou turno) profissional**: é aquele dedicado ao exercício da profissão, com atendimento aos pacientes ou aperfeiçoamento (cursos, congressos ou similares).
- **Tempo útil**: ação efetiva no paciente, desde a colocação do guardanapo para iniciar o procedimento até o momento em que se retira o guardanapo, indicando o fim da intervenção.
- **Tempo despendido produtivo**: é aquele destinado à realização de um procedimento. Abrange aproximadamente 40% do tempo total de realização. Aqui é que deve concentrar-se quase todo o trabalho realizado pelo ASB.
- **Tempo despendido improdutivo**: também conhecido como tempo de espera. É aquele que interrompe o fluxo de trabalho (indução anestésica, presa de material, geleificação de material, etc.). Não pode ser eliminado, mas pode ser minimizado.

ESTUDO DAS AÇÕES

As ações são de dois tipos:

- **Ações diretas (ou irreversíveis):** são realizadas na boca do paciente e exigem formação técnico-científica – diagnóstico, prognóstico, plano de tratamento, anestesia, preparo cavitário, cirurgia, etc.
- **Ações indiretas (ou reversíveis):** são realizadas fora ou dentro da boca, mas não requerem formação universitária por quem as realiza. Se o profissional errar, pode refazer. Devem ser delegáveis ao ASB. Essas ações são de três tipos: prévias, simultâneas e complementares (Fig. 5.1).

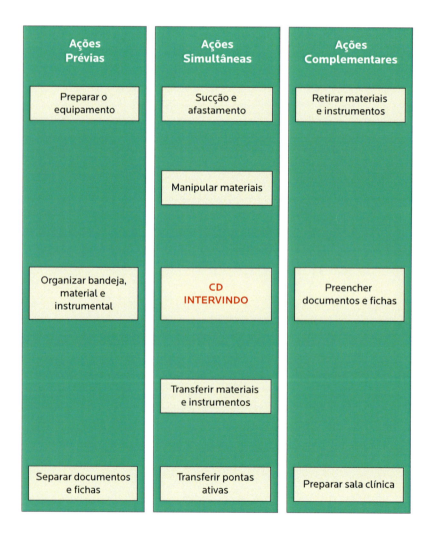

Figura 5.1 Quadro de ações.
Fonte: Porto.[3]

AÇÕES INDIRETAS EM ODONTOLOGIA GERAL

1. dispor prontuário;
2. trazer e posicionar paciente para intervenção;
3. colocar guardanapo;
4. selecionar instrumental;
5. preparar anestesia;
6. preparar suctor e salivador;
7. preparar isolamento;
8. preparar algodão com detergente;
9. dosar e manipular materiais;
10. descartar e/ou lavar e guardar placa e espátula;
11. dosar e triturar amálgama;
12. guardar materiais;
13. revelar radiografias;
14. preparar material endodôntico;
15. preparar material de raspagem e alisamento, polimento coronário, cimento cirúrgico, etc.;
16. dosar e manipular material de moldagem;
17. lavar e guardar material de moldagem;
18. dosar e manipular resina acrílica;
19. limpar e guardar pincel e Dappen;
20. dosar e manipular material de modelo;
21. confeccionar modelo;
22. lavar e guardar instrumental de modelo;
23. preparar material e instrumental cirúrgico;
24. registrar exame clínico;
25. atender ao telefone;
26. atender à porta;
27. retirar guardanapo;
28. reservar novo horário;
29. dispensar o paciente;
30. retirar, limpar e guardar material e instrumental;
31. preparar ambiente para o próximo paciente.

ESTUDO DOS MOVIMENTOS

A cinética da mão e do braço permite os seguintes tipos de movimentos:

- dedos (endodontia);
- dedos e punho (periodontia e dentística);
- dedos, punho e antebraço – espaço ideal de apreensão: cirurgião-dentista alcança, move, gira, posiciona, aplica pressão, apreende e descarta instrumentos, mantendo cotovelos próximos ao tronco (instrumental, material e pontas ativas a 0,5 m da boca do paciente);
- dedos, punho, antebraço e braço – espaço máximo de apreensão (tudo estará além de 0,5 m da boca);
- dedos, punho, antebraço, braço e coluna vertebral.

SISTEMÁTICA DO TRABALHO

Em um consultório onde um único ASB tenha de desempenhar todas as suas funções, resta pouco tempo para o auxílio direto ao cirurgião-dentista junto à cadeira clínica.

PARA PENSAR

Com essa filosofia de trabalho e com a decisão de atuar com um ASB em funções exclusivamente dentro da sala clínica, a produtividade torna-se cada vez maior, a qualidade dos procedimentos é muito mais consistente e a satisfação do paciente é visivelmente maior.

Se durante uma intervenção houver um chamado telefônico ou soar a campainha da porta, o ASB é obrigado a interromper momentaneamente sua participação no procedimento, representando quebra do fluxo de trabalho; a repetir-se, o fluxo poderá estar irremediavelmente comprometido. Isso determina tempo maior na realização do trabalho, com maior fadiga do cirurgião-dentista e tempo maior de permanência do paciente na cadeira, podendo alterar o planejamento desse procedimento e produzir um alongamento do tempo destinado à intervenção, originando "efeito cascata" nos horários destinados ao atendimento dos próximos pacientes.

Chega-se à conclusão de que é necessária a ação de dois ASBs para que o trabalho esteja cada vez mais bem planejado. A delegação de funções na realização do procedimento deve permitir que a intervenção produza trabalho com qualidade cada vez melhor.

A dificuldade maior em trabalhar com dois auxiliares é o fator financeiro. Uma alternativa é o trabalho em clínicas com vários cirurgiões-dentistas, onde cada um tem seu ASB para funções de preparador e instrumentador, e todos contam com o trabalho de um ASB circulante atuando nas funções específicas (prévias e complementares).

PRINCÍPIOS DE ODONTOLOGIA A QUATRO MÃOS

O objetivo do trabalho a quatro mãos é obter o máximo de produtividade com o mínimo desgaste físico e com o máximo conforto ao paciente. Dessa forma, a delegação de funções encontra-se em sua plenitude (Fig. 5.2 A-D).

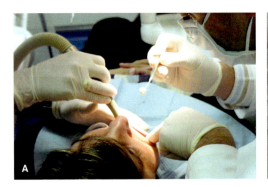
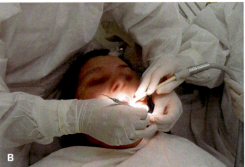
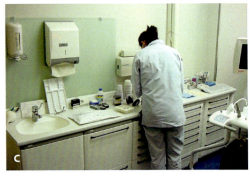
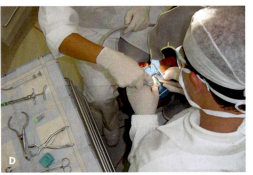

Figura 5.2 (A-D) Sistemática de procedimentos a quatro mãos.

Ergonomia e Biossegurança em Odontologia | 99

O primeiro princípio é que, nesta modalidade de trabalho, é necessária a presença de ASB nas funções de preparador e instrumentador, exclusivamente.

A **função de preparador** caracteriza-se pelo preparo da bandeja para a intervenção no paciente. Isso exige o conhecimento de cada fase do procedimento para fazer a disposição correta do instrumental. Por exemplo, os procedimentos de dentística restauradora seguem a seguinte sequência: anestesia, preparo cavitário, isolamento do campo, forramento do preparo, restauração. Assim, a sequência do instrumental estará de acordo com o fluxo de utilização, facilitando sobremaneira a execução do trabalho.

A seguir, são apresentados exemplos de preparo de bandeja para vários procedimentos.

A) Organização da bandeja e da mesa para exame clínico (Fig. 5.3).

- Espelho bucal
- Explorador
- Pinça clínica
- Sonda milimetrada
- Moldeiras de estoque
- Evidenciador de placa bacteriana
- Rolos de algodão
- Bolinhas de algodão
- Dappen
- Fio dental
- Filmes radiográficos
- Espelho de toucador
- Modelo com escova
- Escova dental do paciente
- Pasta de polimento
- Grampos para raio X
- Cera 7 para oclusão
- Roletes de cera para adaptar às moldeiras

LEMBRETE

Não se concebe a interrupção do fluxo de trabalho por qualquer motivo; todas as demais funções a serem exercidas ficarão a cargo de outro ASB.

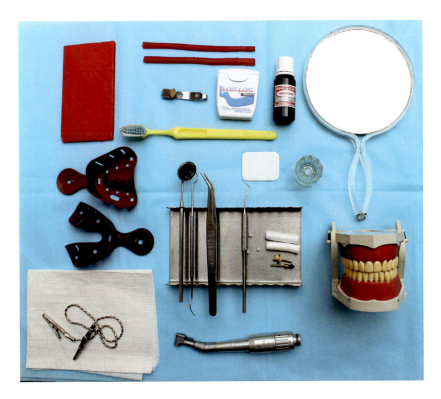

Figura 5.3 Organização de bandeja para exame clínico.

B) Organização da bandeja e da mesa clínica para amálgama (Fig. 5.4).

- Anestesia: anestésico tópico, rolos de algodão, seringa Carpule, agulha descartável, tubos de anestésico.

- Preparo da cavidade: brocas n° 245, 329, 330 (alta rotação), brocas n° 1/2 a 11 esféricas lisas (baixa rotação) de tamanho compatível à dentina cariada, brocas n° 33/2 e 699 (baixa rotação) para retenções adicionais, explorador, pinça clínica, espelho bucal, cureta escavadora de dentina, recortador de margem cervical n° 80 e 95, tiras de lixa de aço, pinça mosquito com papel-carbono, bicos de suctor.

- Isolamento do campo: fio dental, perfurador de dique de borracha, lençol de borracha, porta-dique, porta-grampo, grampos, tesoura.

- Proteção pulpar (forramento): bolinhas de algodão, solução para limpeza da cavidade (solução de hidróxido de cálcio), hidróxido de cálcio com insersor, cimento de ionômero de vidro ou fosfato de zinco, proporcionador de fosfato, verniz, pincel, placa de vidro, espátulas n° 11 e 24.

- Restauração: porta-matriz circular, tira de aço para matriz, tira de lixa de papel, cunha de madeira, disco de lixa no mandril de baixa rotação para adaptar a cunha, porta-amálgama, frasco Dappen, condensadores, instrumentos para escultura (Hollemback, discoide e cleoide), brunidores, cápsula de borracha, amalgamador.

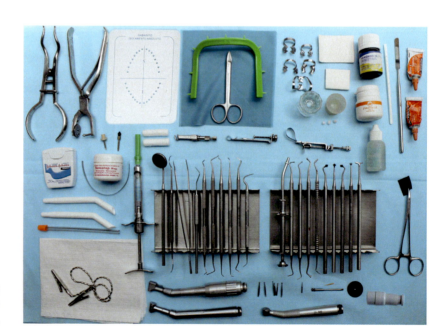

Figura 5.4 Organização de bandeja para procedimentos de restauração com amálgama.

C) Organização da bandeja e da mesa clínica para resina composta (Fig. 5.5).

- Anestesia: anestésico tópico, rolos de algodão, seringa Carpule, agulha descartável, tubos de anestésico.

- Preparo da cavidade: brocas esféricas (alta rotação) n° $1/2$ a 11 para remoção de esmalte, brocas esféricas lisas (baixa rotação) de tamanhos compatíveis com a dentina cariada, broca diamantada (alta rotação) para fazer bisel, explorador, pinça clínica, espelho bucal, cureta escavadora de dentina, escala de cores, bico de suctor.

- Isolamento do campo: fio dental, perfurador de dique de borracha, lençol de borracha, porta-dique, porta-grampo, grampos 206 ou 209 (pré-molares), 210 e 212 (anteriores) e 200 a 205 (molares), tesoura.

- Proteção pulpar (forramento): bolinhas de algodão, solução para limpeza da cavidade (solução de hidróxido de cálcio), hidróxido de cálcio com insersor, cimento de ionômero de vidro, placa de vidro, espátulas n° 11 e 24.

- Restauração: adesivo dentinário, estojo de resina composta, pincel com pelo de camelo, tira de poliéster para matriz, cunha de madeira, espátula dupla para inserção do material, discos de lixa de diversas granulações, discos de lixa Soft Lex, papel de carbono na pinça mosquito, pontas de sílica, pontas multilaminadas, fotopolimerizador.

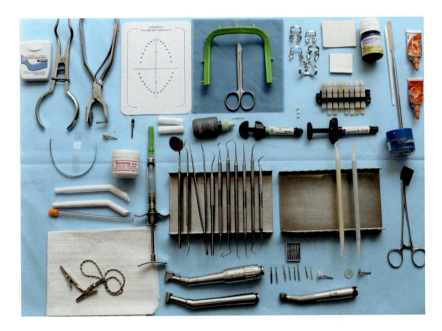

Figura 5.5 Organização de bandeja para procedimentos de restauração com resina composta.

D) Procedimentos curativos: raspagem periodontal (Fig. 5.6).

- Anestesia: anestésico tópico, rolo de algodão, seringa Carpule, agulha descartável, tubos de anestésico.
- Instrumentos: pinça clínica, espelho bucal, explorador, sonda milimetrada, raspador Goldman nº 21, foice angulada 11 e 12, enxadas 3-4 e 7-8, curetas 13-14 e 17-18, pedra para afiação.
- Outros materiais: pasta profilática, taça de borracha, escova de Robinson, frasco Dappen, fio dental, evidenciador de placa, modelo e escova, gaze, suctor, espelho de toucador.

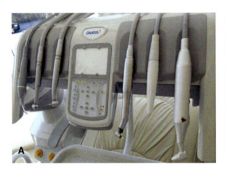
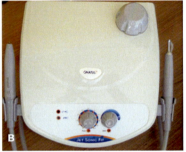
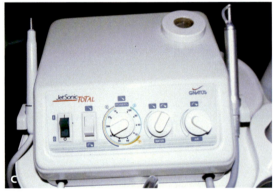
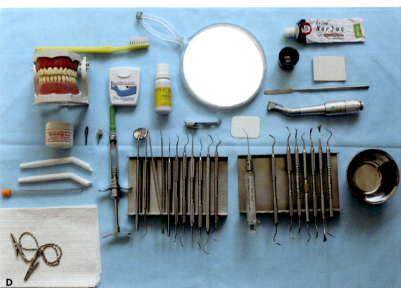

Figura 5.6 Raspadores eletrônicos (aparelhos de ultrassom) (A-C) e bandeja com instrumentos manuais (D).

E) Organização da bandeja e da mesa clínica para endodontia (Fig. 5.7).

- Anestesia: anestésico tópico, rolos de algodão, seringa Carpule, agulha descartável, tubos de anestésico.
- Instrumental clínico: espelho bucal, duas pinças clínicas, explorador, cureta de dentina, explorador adaptado, condensador de amálgama, espátula para cimento n° 11 e 24, tesoura de ponta fina, placa de vidro.
- Isolamento do campo: fio dental, perfurador de dique de borracha, lençol de borracha, porta-dique, porta-grampo, grampo indicado.
- Instrumental endodôntico:
    - para acesso e preparo dos condutos – brocas esféricas Carbide (alta rotação) n° 2 e 4, brocas esféricas (baixa rotação) n° 2 e 4, brocas esféricas (baixa rotação, pescoço longo) n° 2 e 4, brocas de Batt n° 4 e 6, caixa metálica com os jogos de instrumentos para preparo dos condutos (limas, alargadores, etc.);
    - para irrigação e aspiração dos condutos – seringa Luer de 3 cc., agulhas 30/5 e 30/6, seringa Carpule, cânula para aspiração com agulha 30/12, frascos de vidro pequenos;
    - instrumental e material para obturar os condutos – seringa para hidróxido de cálcio, condensadores verticais, espaçadores laterais, placa de Petri, cones de guta-percha principais e secundários, cimento de uso endodôntico.
- Instrumental e materiais complementares: filmes e grampos de raio X, agulhas descartáveis, stops de borracha, gaze, álcool iodado, álcool-éter, medicamentos para curativos, cuba com soluções para irrigação, caixa metálica com divisões para cones de papel absorvente estéril, caixa metálica com bolinhas de algodão estéril, lâmpada a álcool, lupa, cimento para restauração provisória, suctor, fósforo.

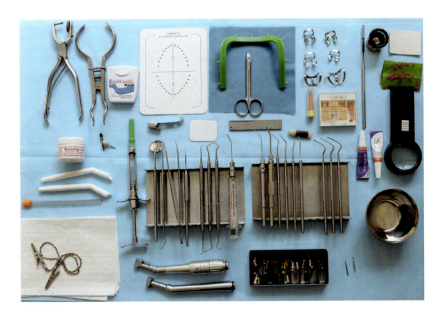

Figura 5.7 Organização de bandeja para procedimentos de endodontia.

> **LEMBRETE**
>
> As bandejas descritas podem ser preparadas no momento da intervenção ou já podem estar previamente preparadas para cada paciente.

F) Organização da bandeja e da mesa clínica para cirurgia (Fig. 5.8).

- Anestesia: anestésico tópico, rolos de algodão, seringa Carpule, agulha descartável, tubos de anestésico.
- Instrumentos: espelho bucal, pinça clínica, explorador, bisturi de Bard Parker (com lâminas descartáveis n° 11 e 15), espátula 7, afastadores (Farabeuf ou Stemberg), martelo cirúrgico, cinzel reto e meia-cana, jogo de elevadores ("alavancas"), jogo de fórceps n° 17, 18 R, 18 L, 151, 213, 150 e 85, pinça goiva, lima para osso, curetas de tamanhos pequeno e médio, pinça porta-agulha, pinça hemostática reta e curva, tesoura para gengiva, pinça Allis, agulhas de sutura n° 13 e 15, fio de sutura, pinça reta, seringa Luer, agulha para irrigação, cuba metálica, cânula metálica, tesoura cirúrgica reta e curva, gaze.
- Materiais: soro fisiológico, recipiente com água destilada, campos estéreis, porta-resíduos, protetores das peças do equipamento, EPIs.

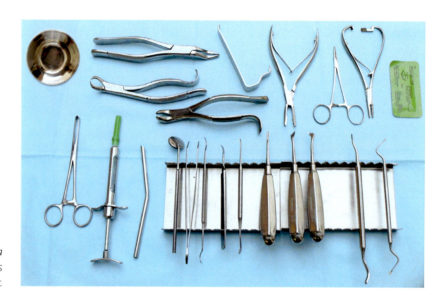

Figura 5.8 Organização de bandeja para procedimentos de cirurgia oral menor.

> **RESUMINDO**
>
> Com essa filosofia de trabalho, procuramos enfatizar o alto nível de odontologia praticada, valorizando o trabalho do ASB, aumentando a produtividade, diminuindo o processo de fadiga da equipe e diminuindo também o tempo de ação no paciente.

A **função de instrumentador** exige o domínio da sequência dos atos do procedimento, para que o ASB possa antecipar-se ao movimento do cirurgião-dentista. Localizado em posição de 2h ou 3h, o instrumentador realiza a retração de lábios e bochechas, promove a sucção de alta potência, transfere pontas ativas, instrumentos e materiais. É necessário que o ângulo de abertura da cânula (interno ou externo) seja adequado para faces voltadas para a esquerda ou para a direita (Fig. 5.9).

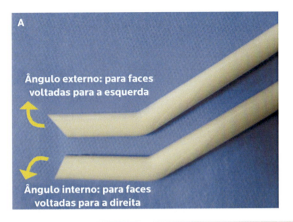

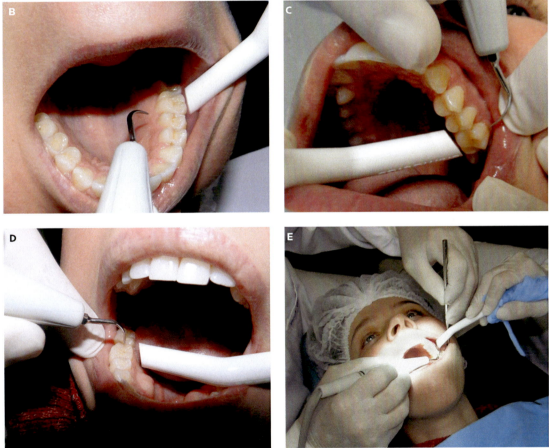

Figura 5.9 (A) Ângulos interno e externo de abertura da cânula. (B-E) Posicionamento da cânula de sucção em função da posição do instrumento na área de trabalho.

6

Ergonomia odontológica: situação atual, desafios, propostas e metas

WILSON GALVÃO NARESSI
ELIEL SOARES ORENHA
SUELY CARVALHO MUTTI NARESSI

A ergonomia tem grande potencial de contribuição à concepção de todos os tipos de sistemas com pessoas (sistema de trabalho, sistema de produtos e serviços), mas encara desafios no imediatismo de seus mercados e no suprimento de aplicações de alta qualidade.

Para que a ergonomia atinja seus objetivos, é necessário que os detentores do poder de decisão sejam conscientizados dos benefícios proporcionados por ela.

A literatura internacional relata que o exercício da profissão odontológica carece de maior efetivação dos conhecimentos ergonômicos existentes. Para que haja alteração desse quadro, é necessária a implantação de um programa amplo de adequação ergonômica voltado à odontologia.

Tal programa deve abranger ações em todos os setores do sistema odontológico, principalmente nos escalões de tomada de decisão (universidades, Agência Nacional de Vigilância Sanitária – Anvisa – e designers/fabricantes de equipamentos), bem como a efetiva participação das instituições e entidades representativas dos cirurgiões-dentistas, como o Conselho Federal e os Conselhos Regionais de Odontologia, a Associação Brasileira de Ensino Odontológico (Abeno), a ABO e demais associações estaduais, além da Confederação Nacional dos Odontologistas (CNO).

Com base nesse contexto, o desafio de mudanças do estado atual da ergonomia na odontologia deverá ser feito dentro da seguinte proposta, abrangendo os três principais setores:

- setor de formação acadêmica e pesquisa;
- setor de regulamentação;
- setor de concepção e produção.

OBJETIVOS DE APRENDIZAGEM

- Conscientizar-se da necessidade de incorporar a ergonomia à atividade odontológica

LEMBRETE

É necessária a definição de parâmetros e estratégias que viabilizem o adequado ensino da ergonomia odontológica nos cursos e que sejam disponibilizadas informações para a construção de clínicas e laboratórios pré-clínicos, o que permitirá que alunos e profissionais trabalhem em uma postura saudável.

SETOR DE FORMAÇÃO ACADÊMICA E PESQUISA

Atualmente, na maioria dos cursos de odontologia, a formação humana e empreendedora carece de prioridade. A carga horária das disciplinas que compõem este segmento em geral não atinge 10% do total do curso. A amplitude dos conceitos e conhecimentos da área exige uma carga horária em torno de 25%, para que haja correta absorção por parte dos alunos. Isso contempla as Diretrizes Curriculares, visando à formação de um profissional humanista, generalista e empreendedor.

Cabe também à universidade instituir programas de pós-graduação (mestrado e doutorado) nas áreas de ergonomia, orientação profissional e gestão para formar professores devidamente capacitados.

Todos os cursos de pós-graduação em área clínica devem ter carga horária com conteúdo programático de ergonomia.

Em todo curso de odontologia deverá ser obrigatória a existência da disciplina de ergonomia, fracionada ao longo do curso, e não apenas como conteúdo programático inserido em outras disciplinas.

Assim, a disciplina de ergonomia oferecerá subsídios de formação com o seguinte projeto pedagógico, detalhado a seguir:

- período pré-clínico – 3º semestre;
- período clínico I – 5º semestre;
- período clínico II – 6º semestre;
- conteúdo a ser ministrado desde o início do curso.

1. **Período pré-clínico: 3º semestre**
    1.1 Conceito de ergonomia
    1.2 Postura
    - Aspectos anatômicos e fisiológicos
    - Postura saudável de trabalho (ISO/DIS 11.226)
    - Problemas decorrentes da postura incorreta
    - Epidemiologia das doenças ocupacionais (tecnopatias)
    - Forma mais dinâmica de trabalho
    1.3 Campo de trabalho
    - Visualização
    - Posicionamento em relação ao operador
    1.4 Uso correto do mocho
    1.5 Manuseio de instrumentos com visão direta e indireta
    1.6 Posicionamento do instrumental manual e rotatório
    1.7 Posicionamento do manequim/paciente
    1.8 Iluminação do campo de trabalho

1.9 Posicionamento dos pedais de comando

1.10 Aplicação das medidas de biossegurança

2. Período clínico I: 5º semestre

2.1 Em clínica, treinamento dos princípios estabelecidos no período pré-clínico; paciente em posição supina

2.2 Clínica de ergonomia/promoção de saúde bucal
- Índice IHOS
- Índice CPOD/CPOS
- Índice gengival (IG)
- Educação em saúde bucal

3. Período clínico II: 6º semestre

3.1 Organização de agendamento de paciente

3.2 Organização da prática de trabalho
- Distribuição das funções: cirurgião-dentista e ASB
- Ações diretas e indiretas
- Trabalho a quatro mãos
- Planejamento do tratamento
- Planejamento dos ambientes do consultório
  - Sala de recepção
  - Escritório
  - Sala de clínica
- Contatos com laboratórios e casas de artigos dentais

3.3 Equipamento
- Concepção ergonômica dos componentes do equipamento
- Manutenção dos componentes

3.4 Instrumentos clínicos
- Manuais
- Rotatórios

3.5 Protocolo de biossegurança

3.6 Descarte de resíduos sólidos e produtos tóxicos

4. Conteúdo a ser ministrado desde o início do curso

4.1 Gerenciamento e organização
- A importância do marketing
- Estratégias de promoção pessoal e profissional
- Conscientização da saúde bucal
- Empreendedorismo na odontologia
  - Elaboração do plano de negócio
  - Função do conselheiro
  - Relacionamento entre cirurgião-dentista e conselheiro
- Profissional liberal autônomo
- Profissional em relação empregatícia pública e privada

- Cooperativas, credenciamentos e convênios
- Aspectos motivacionais: satisfação e insatisfação no trabalho
- Gerenciamento financeiro
- Formação de equipe de trabalho
- Papel do ASB na organização
- Gerenciamento da equipe
- Aquisição de instrumentos e controle de estoque de materiais
- Aspectos legais na instalação do consultório
  - Conselho Regional de Odontologia (CRO)
  - Prefeitura
  - Vigilância Sanitária
- Controle de qualidade

4.2 Políticas de governo em relação à saúde/saúde bucal

4.3 Treinamento de trabalho em equipe de especialistas

4.4 Aplicação de softwares para o gerenciamento da clínica

4.5 Importância da educação continuada

4.6 Organizações profissionais: convênios

SETOR DE REGULAMENTAÇÃO

Para que o setor de regulamentação cumpra sua função, é necessário que os órgãos representativos desse setor – Anvisa, ABNT, Ministério da Saúde, Instituto Nacional de Metrologia, Qualidade e Tecnologia (Inmetro), entre outros – sejam absolutamente autônomos nas decisões que irão regulamentar a concepção de equipamentos, instrumental e material.

Outro requisito fundamental do setor de regulamentação é estar munido do conhecimento mais atual de ergonomia, gerado no setor de formação acadêmica e pesquisa, para estabelecer normas e diretrizes principalmente na concepção e na fabricação dos equipamentos odontológicos.

SETOR DE CONCEPÇÃO E PRODUÇÃO

As empresas fabricantes de equipamentos odontológicos e seus órgãos representativos, como a Associação Brasileira das Indústrias de Equipamentos Médicos e Odontológicos (Abimo), precisam estimular a **busca constante da melhoria** dos equipamentos.

A partir de 2008, houve uma proposta de adequação de equipamentos ao projeto de Norma ISO: "Exigências ergonômicas para equipamento odontológico. Diretrizes e recomendações para design, construção e seleção de equipamento odontológico". Essa proposta representa uma grande oportunidade de melhorar as condições de desenvolver equipamento que permita a adoção de postura saudável de trabalho, em termos de mocho, cadeira de clínica e refletor.

As empresas devem receber incentivos para alocarem parte de seu lucro ao desenvolvimento de pesquisas e à elaboração de manuais que promovam o uso adequado dos equipamentos, porque apenas fabricá-los não garante que sejam utilizados de forma ergonômica.

As empresas prestadoras de assistência odontológica que atuam no setor público ou no setor privado, as clínicas e os consultórios odontológicos, os cirurgiões-dentistas e demais profissionais da odontologia devem conhecer e respeitar as exigências ergonômicas para uma forma saudável de trabalho. O planejamento ergonômico do ambiente de trabalho é indispensável e deve ser valorizado.

Os profissionais devem ser estimulados a selecionar e utilizar equipamentos que satisfaçam às exigências ergonômicas e a conhecer a relação custo/benefício para a tomada de decisão. As empresas prestadoras de assistência odontológica, bem como as unidades básicas de saúde que têm cirurgiões-dentistas em seu quadro de funcionários, não devem submeter os profissionais a trabalhar em condições e ambientes inadequados e devem levar em conta os critérios ergonômicos na concepção desses ambientes.

Somente com a efetiva e integrada participação de todos esses setores do complexo sistema odontológico será possível alcançar a necessária melhoria das condições de trabalho, colocando a ergonomia de alta qualidade na sua plenitude.

PARA PENSAR

Há uma grande carência na inter-relação das universidades, empresas produtoras de equipamentos e agências de fomento à pesquisa, como o Conselho Nacional de Desenvolvimento Científico e Tecnológico (CNPq), a Coordenação de Aperfeiçoamento de Pessoal de Nível Superior (Capes) e as fundações estaduais de amparo à pesquisa no desenvolvimento de novas tecnologias.

7

Biossegurança

WILSON GALVÃO NARESSI
ELIEL SOARES ORENHA
SUELY CARVALHO MUTTI NARESSI

"Evitar doenças por meio da contenção da disseminação de infecções é um esforço tão antigo quanto a própria história. Em termos de biossegurança, todos os cuidados deverão ser tomados para que o paciente não se torne portador de novas doenças ao ser tratado."[1]

Nas últimas décadas houve grande avanço no conhecimento e na implantação de medidas de biossegurança, permitindo a elaboração de protocolos pelos centros ligados a hospitais e universidades.[2]

OBJETIVOS DE APRENDIZAGEM

- Conhecer normas de biossegurança associadas à odontologia
- Saber como implantar a biossegurança em sua atividade, nos equipamentos e no contato com o paciente

BIOSSEGURANÇA: diferencial e necessidade

A biossegurança é assunto de preocupação mundial em todos os serviços de saúde de boa qualidade.

Em relação às formas de contágio, muitas doenças são transmitidas por via bucal. O contágio pode ser direto (beijo, mordedura de animais, contato sexual) e indireto (fômites, ou à distância, como poeiras, etc.).

Infecção cruzada é a passagem de micro-organismos de uma pessoa a outra. Na odontologia, pode ocorrer:

- do paciente para o cirurgião-dentista e equipe;
- do cirurgião-dentista e equipe para o paciente;
- de paciente para paciente, via cirurgião-dentista e equipe;
- de paciente para paciente, via fômites.

Biossegurança

Conjunto de normas e procedimentos considerados seguros e adequados à manutenção da saúde em atividades de risco de ocorrerem doenças.

LEMBRETE

Em biossegurança, impõe-se a proteção biológica ao paciente e ao cirurgião-dentista e sua equipe.

Os **fatores de risco de contágio mais importantes** (especialmente pelo vírus da AIDS e hepatite C) são sangue, agulhas e instrumentos cortantes ou perfurantes.

RISCO DE TRANSMISSÃO DE INFECÇÕES: classificação do Ministério da Saúde

Os materiais usados pelo cirurgião-dentista podem ser classificados em críticos, semicríticos e não críticos, conforme descrito a seguir.

Artigos críticos são aqueles que penetram nos tecidos, no sistema vascular e nos órgãos isentos de micro-organismos próprios. Devem estar esterilizados ao serem utilizados.
Como exemplos, citam-se agulhas para anestesia e sutura, instrumentos cirúrgicos, instrumentos para raspagem, instrumentos e limas para endodontia, fios de sutura, curetas para dentina, sonda exploradora e milimetrada, brocas, porta-agulha, seringas, etc.

Artigos semicríticos entram em contato apenas com mucosa íntegra, capaz de impedir a invasão dos tecidos. Estes também devem estar esterilizados, ou até mesmo desinfetados, ao serem utilizados. Os exemplos são pinça clínica, espelho bucal, condensadores de amálgama, espátulas, pedras e pontas montadas, cânulas de sucção, taças de borracha, etc.

Artigos não críticos são aqueles que entram em contato apenas com a pele íntegra e os que não entram em contato direto com o paciente. Devem estar desinfetados ao serem usados. Como exemplos, citam-se placa de vidro, Dappen, porta-dique plástico ou metálico, etc.

A seguir, apresentamos alguns conceitos pertinentes em biossegurança.

- **Esterilização**: eliminação de todos os micro-organismos, patogênicos ou não, presentes em instrumentos ou objetos.
- **Assepsia**: conjunto de medidas para evitar a penetração de micro-organismos em local que não os contenha.
- **Antissepsia**: eliminação de micro-organismos que contaminaram tecidos do corpo.
- **Desinfecção**: eliminação de micro-organismos patogênicos (os não esporulados) de um instrumento ou objeto.
- **Degermação**: redução ou remoção parcial dos micro-organismos da pele ou outros tecidos por métodos quimiomecânicos.
- **Descontaminação**: redução ou remoção de micro-organismos de objetos por métodos quimiomecânicos.

CONTATO COM O PACIENTE: decorrências na saúde da equipe

Existem alguns fatores estressantes na prática profissional:

- Em relação ao **exercício da profissão** – características do ambiente físico, exigências físicas da função, longas horas de trabalho, isolamento do cirurgião-dentista e da equipe, trabalhos semirrepetitivos, competição entre profissionais, busca por aperfeiçoamento técnico.
- Em relação ao **paciente** – lidar com suas expectativas, ansiedades, dores, faltas, atrasos e cancelamentos, relacionamento; manejar comportamentos não colaboradores, a não observância de instruções, a possível não aceitação do tratamento.

Medidas preventivas propostas: equilíbrio do ambiente físico de trabalho, autorrelaxamento (alfagenia) e empatia (melhor relacionamento interpessoal e criação de vínculos com o paciente).

Contato físico com o paciente: lesões bucais e doenças veiculadas pela saliva (hepatite, sífilis, tuberculose, parotidite, coqueluche, herpangina, citomegalia, varicela).

A **hepatite B (HBV)** está presente em 2 bilhões de infectados no mundo; 350 milhões são portadores crônicos. O risco de contágio fica entre 6 e 40%, sendo seis vezes maior o risco de contágio do cirurgião-dentista e da equipe. Por essa razão, é essencial tomar vacina contra a HBV.

A **hepatite C (HCV)** é considerada a doença do milênio, responsável por 200 milhões de infectados (8 milhões no Brasil). É de fácil transmissão, subclínica e carcinogênica. O tratamento é sintomático e caro (cerca de R$ 2 mil por mês). O risco de contágio é de 6 a 10%, sendo 13 vezes maior o risco de contágio do cirurgião-dentista e da equipe. E o pior: **não há vacina contra HCV**!

Contágio direto ou fômites atingem a equipe ou propiciam a contaminação cruzada paciente a paciente.

A cuspideira é rica em diversidade de agentes contaminantes.

> **LEMBRETE**
>
> A bucofaringe também pode causar meningite, varíola, sarampo, gripe, rinoviroses e adenoviroses.

> **ATENÇÃO**
>
> Você já tomou suas doses de vacina contra a hepatite B? Fez o teste de certeza de imunização?

PROTOCOLO DE BIOSSEGURANÇA

- Proteção individual: vacinas e EPI
- Conduta no atendimento
- Desinfecção e barreiras físicas

- Procedimentos de esterilização
- Descarte de resíduos sólidos
- Conduta nos acidentes com instrumentos perfurocortantes

A) PROTEÇÃO INDIVIDUAL

Imunização:

- Vacina anti-HB: três doses (proteção por cinco anos, discutível)
- Tétano e difteria: vacina dupla
- Tuberculose (Tb): BCG
- Rubéola: vacinação do cirurgião-dentista de ambos os sexos
- Sarampo, parotidite e varicela (catapora): vacinação
- Gripe: vacinação, independentemente da idade da equipe

Uso de EPI:

- Uso de avental ou jaleco de mangas longas, luvas de Nitrili (material mais denso que o látex), gorro e máscara/pantalha/óculos (o aerossol da alta rotação contamina num raio de dois metros). Se possível, deve-se usar esta ponta ativa com válvula antirretrátil do spray e desinfetante de sua tubulação de água (Biosystem ou similar) (Fig. 7.1 A-B)
- Uso de bomba a vácuo: a sucção retira a maior parte do aerossol

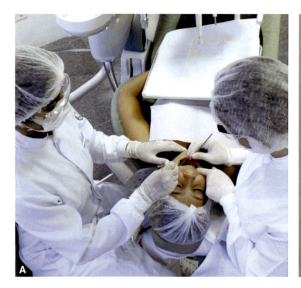
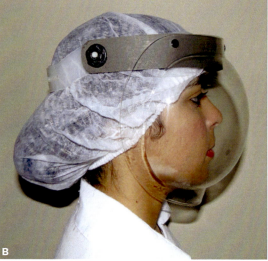

Figura 7.1 (A-B) Uso correto de EPI.

B) CONDUTA NO ATENDIMENTO

O paciente deve fazer bochecho prévio com clorexidina a 0,12% (Periogard ou similar). Dessa maneira, haverá cerca de 95% de diminuição de contágio na primeira hora de atendimento.

C) DESINFECÇÃO E BARREIRAS FÍSICAS

Degermação:

- Lavar as mãos com água, sabão ou sabonete líquido e escova antes de calçar as luvas, pois 80% das infecções cruzadas se dão pelas mãos. Este procedimento deve obedecer aos seguintes passos: palmas, dorso, espaços interdigitais, polegar, unhas e extremidades dos dedos, punhos[3]
- Sempre usar dispensador de sabão ou sabonete líquido acionado por pedal ou fotocélula
- Friccionar as mãos com álcool gel a 70%
- Sempre usar toalha de papel para enxugar as mãos

Desinfecção:

- Equipo e elementos complementares: friccionar gaze com ácido peracético (PAA) a 1% ou álcool a 70%
- Bancadas: friccionar álcool a 70%
- Pontas ativas: esterilizar ou desinfetar friccionando PAA a 1%
- Unidade auxiliar (cuspideira e pontas ativas): PAA a 1% ou hipoclorito a 1%
- Piso: hipoclorito a 1% ou PAA a 1%, escovando da área menos contaminada para a mais contaminada
- Barreiras físicas: recobrimento de pontas ativas, tubulação da sucção, superfície de armário clínico, apoio de cabeça e costas, alça do refletor, botões do equipamento, puxadores, filmes de raio X; sobreluvas para revelar raio X e para pegar bisnagas e frascos, para o telefone, maçanetas, etc.

D) PROCEDIMENTOS DE ESTERILIZAÇÃO

A presença de sangue, soro e saliva sobre o instrumento dificulta a esterilização.

Fases da esterilização:

1. Pré-lavagem: instrumental mergulhado em detergente enzimático com três enzimas (amilase, lipase e protease) por 5 minutos; em seguida, mergulhar em PAA a 2% por 30 minutos
2. Lavagem (paramentação e luvas de borracha ou luvas de Nitrili), escovação na vertical ou ultrassom desincrustante para evitar o biofilme
3. Secagem (jatos de ar nos instrumentos em posição vertical ou compressa de gaze)
4. Embalagem em seladora ou papel-grau cirúrgico (data na lateral da embalagem)
5. Esterilização
6. Acondicionamento do instrumental em armário ou gavetas, sem dobrar

Meios físicos de esterilização:

Calor úmido (autoclave) é o método mais eficaz. É ideal inclusive para luvas, panos de campo, plástico resistente ao calor, etc. Não há contraindicação. Exige empacotamento prévio. Como age mediante vapor sob pressão, o recipiente que contém o instrumental/material deve apresentar perfurações (Fig. 7.2).

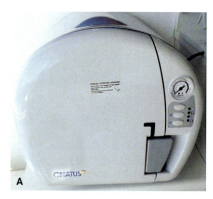
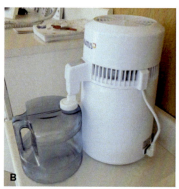
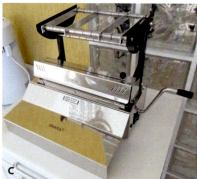
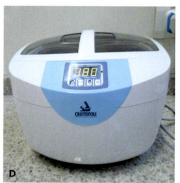

Figura 7.2 (A) Autoclave de uso odontológico. (B) Destiladora de água. (C) Seladora. (D) Cuba ultrassônica lavadora de instrumental.

Tipos de ciclo de esterilização:

- 121° C, 1 atm (15 PSI), 30 min
- 132° C, 1 atm (15 PSI), 15 min
- 132° C, alto vácuo, 4 min

Uso da autoclave:

- Abastecer com água destilada ou desmineralizada (deionizada)
- Selecionar o tipo de esterilização adequado
- Abastecer com o material, não se esquecendo de deixar espaços entre os pacotes para a circulação de vapor
- Fechar a porta
- Apertar a tecla *iniciar*; após o término do ciclo soará um alarme, acusando término da esterilização
- Abrir a porta uns 2 cm para secagem, tomando cuidado para não se queimar com o vapor

Limpeza da autoclave:

- Limpar semanalmente câmara e bandejas
- Não usar agentes abrasivos ou alvejantes

Ciclo básico de esterilização por autoclave:

- Descontaminar o material, retirando antes matéria orgânica incrustada
- Colocar material no desincrustante por 20 a 25 minutos, lembrando que este não é desinfetante
- Lavar o material com grande volume de água corrente
- Secar o material total e cuidadosamente; a secagem malfeita mancha ou danifica o instrumental
- Embalar os materiais depois de comprovadamente secos e identificá-los com pincel de retroprojetor; pacotes seguros mantêm a esterilização por até 30 dias; os invólucros devem ser abertos somente antes do uso
- Aplicar indicadores de controle de esterilização
- Esterilizar o material e sempre atentar para os indicadores
- Armazenar o material em local sem risco de umidade

Monitoração de esterilização – existem três tipos de testes:

- **Físicos** (manutenção preventiva: contrato com empresa)
- **Químicos** (fitas dentro do pacote: 3M, Medstéril, etc., que mudam de cor em presença de micro-organismos)
- **Biológicos** (contêm colônias de *B. stearothermophilus*: colocar um tubo dentro do pacote e outro, quebrando-o, na mini-incubadora por 48 horas, para comparação por mudança de cor). Este teste, o mais recomendado, será realizado semanalmente e registrado em livro com o resultado da análise para o controle da Vigilância Sanitária (Fig. 7.3)

LEMBRETE

As autoclaves possuem sistemas de segurança eletrônicos e mecânicos para prevenir qualquer tipo de acidente durante sua operação.

ATENÇÃO

A autoclave apresenta pontos críticos (borracha da porta e dreno de fundo).

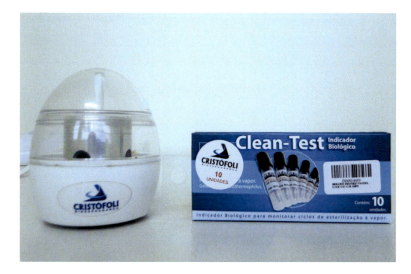

Figura 7.3 Mini-incubadora para monitoração biológica.

LEMBRETE

Não há maneira de acelerar o aquecimento da estufa.

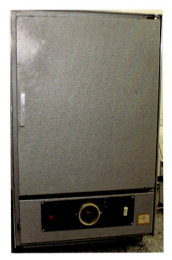

Figura 7.4 Estufa de uso odontológico.

Calor seco (estufa) apresenta as seguintes características:

- Alta eficiência
- Contraindicação para luvas, panos de campo, gaze, moldeiras, instrumentos com solda de estanho; pode alterar o corte de instrumentos
- 160 °C durante 2 horas ou 170 °C por 1 hora
- Controle da esterilização – *B. subtilis* (Fig. 7.4)

Funcionamento:

- Ajustar o termostato à temperatura ideal de esterilização (160 °C por 2 horas), não se esquecendo de que a temperatura correta só é dada pelo termômetro
- Colocar o instrumental e manter a porta fechada pelo prazo necessário para esterilização
- Ligar a chave geral
- Aguardar atingir a temperatura desejada; após o início da esterilização, a estufa só pode ser aberta ao término do ciclo, senão a esterilização perderá a validade
- Não colocar nenhum tipo de material sobre a estufa, para não obstruir o suspiro; todo o instrumental deve ir à estufa totalmente seco, para evitar danos e manchas

Em relação ao **uso de agentes químicos**, a Organização Mundial da Saúde (OMS) estabeleceu três níveis de biocidas:

1) **Biocida de nível alto**: PAA a 2% (20 g/L)

- Não há resistência bacteriana
- Degrada matéria orgânica
- Pode ser dispensado em qualquer lugar
- Em forma líquida ou pó
- Mais potente que o peróxido de hidrogênio
- Fungicida, viruscida, bactericida e esporicida
- Ácido acético + peróxido de hidrogênio = PAA + água
- Atua em presença de matéria orgânica
- 100% biodegradável
- Eficaz em baixas concentrações
- Não irritante
- Boa compatibilidade com materiais
- Não forma vapores irritantes
- Não causa queimaduras
- Não forma gases tóxicos
- Não deixa resíduos
- Odor levemente avinagrado

- Previne a formação de biofilme (massas microbianas fixadas nas paredes internas de tubulações por onde passam líquidos, como água e outros)
- Após diluição, o custo final de 1 L é menor que o dos demais desinfetantes

O PAA apresenta compatibilidade com os seguintes materiais: aço inox, alumínio, plásticos (polietileno, polipropileno, PVC, acrilonitrila butadieno estireno – ABS), náilon, borracha (natural e sintética), teflon, viton, silicone, vidro. Devem-se evitar o aço carbono (ferro) e as ligas de cobre (latão e bronze) sem acabamento (pintura ou tratamento anticorrosivo).

As **aplicações do PAA** referem-se à limpeza e à desinfecção (a 1%):

- Equipos – parte externa: estofamento da cadeira clínica (apoio de cabeça, encosto, assento e base), unidade suctora, refletor (alça e proteção da lâmpada, tubulação e braço), caixa de conexão, superfícies de armários, comando de pé, piso das dependências e periféricos
- Equipos – parte interna: sugadores, mangueiras de alta e baixa rotação, cuspideira de porcelana

Prazos de validade do PAA:

- Puro na embalagem original – 1 ano
- Diluído em uso – 24 horas
- Diluído no dispensador para mangueiras de sucção – 24 horas
- Diluído e acondicionado em frascos PET para desinfecção de mangueiras de alta e baixa rotação – 24 horas
- Diluído e acondicionado no borrifador para limpeza e desinfecção de superfícies – 7 dias (Fig. 7.5)

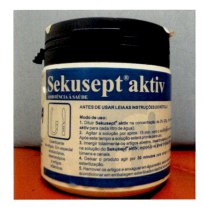

Figura 7.5 Ácido peracético (PAA).

2) **Biocida de nível médio**: álcool a 70%, cloro e iodo

3) **Biocida de nível baixo**: clorexidine a 1%, amônia quaternária. **Não devem ser usados**.

Uso de agentes químicos – esterilizantes:

- PAA por 30 minutos
- Diluição de 100 g em 5 L (2%)

Uso de agentes químicos – desinfetantes:

- PPA – um quarto da concentração da esterilização (25 g em 5 L); utilizado para desinfecção de próteses fixas de metal e porcelana (imersão por 10 minutos), moldes de pasta zinco-enólica[4]
- Hipoclorito de sódio a 1% para desinfecção de moldes: alginato, polissulfeto, silicona, poliéter (imersão por 10 minutos), com exceção da pasta zinco-enólica

Procedimentos entre um paciente e outro:[5]

- Retirar e descartar as luvas
- Lavar as mãos
- Colocar as luvas de limpeza
- Retirar as coberturas descartáveis
- Colocar o motor de alta rotação em movimento por 15 segundos
- Desinfetar as pontas
- Retirar o saquinho de lixo do porta-detritos
- Remover os instrumentos cortantes e colocá-los em recipiente próprio
- Limpar e desinfetar a cuspideira, retirar o sugador e colocar substância desinfetante no sistema de sucção
- Desinfetar as superfícies – lavar e secar os instrumentos e colocá-los para esterilizar
- Retirar as luvas de limpeza
- Lavar as mãos e colocar um novo par de luvas
- Colocar novas coberturas (PVC, papel-alumínio, filme plástico)

Processo de esterilização indicado para materiais e instrumentos odontológicos:

- Brocas: aço, Carbide, tungstênio – autoclave ou estufa
- Instrumental de endodontia: aço inox e outros – autoclave ou estufa
- Moldeiras resistentes ao calor: alumínio ou inox – autoclave ou estufa
- Moldeiras não resistentes ao calor: cera ou plástico – agentes químicos
- Instrumental: aço – autoclave ou estufa
- Bandejas ou caixas: metal – autoclave ou estufa
- Discos e brocas de polimento: borracha, pedra – autoclave ou agentes químicos
- Placas e potes de vidro – autoclave ou agentes químicos

Armazenamento do instrumental estéril:

- Caixas metálicas fechadas: cirurgia, periodontia, endodontia, dentística, ortodontia, prótese
- Validade da esterilização: 7 dias

E) DESCARTE DE RESÍDUOS SÓLIDOS

- Lixo comum: saco plástico preto
- Lixo contaminado: saco branco leitoso com inscrição "contaminado"

- Perfurocortantes: caixa de papelão (Descarpack ou similar) ou de plástico

- Resíduos mercuriais: em recipientes com água ou descarte da embalagem em coleta de lixo hospitalar

F) CONDUTA NOS ACIDENTES COM INSTRUMENTOS PERFUROCORTANTES*

O profissional deve:

- Lavar a área acidentada com água corrente e sabão ou solução antisséptica (PVP – iodo ou clorexidina a 2%). Havendo exposição em mucosas, recomenda-se a lavagem exaustiva com água ou solução fisiológica. Soluções irritantes, como éter ou hipoclorito, devem ser evitadas em área exposta

- Informar ao paciente sobre a necessidade da realização do teste rápido anti-HIV, preencher o relatório de ocorrência do acidente e solicitar ao paciente a assinatura do Termo de Consentimento para a realização deste exame, em conformidade com o protocolo estabelecido pela Secretaria de Saúde do município (este exame só pode ser realizado com livre consentimento do paciente)

- Encaminhar-se juntamente com o paciente ao estabelecimento determinado para a realização de exames, tomando o cuidado de fazer um contato prévio informando o ocorrido

- Comunicar, no balcão de atendimento do estabelecimento, que é um acidente de trabalho com instrumento perfurocortante ou contuso. O funcionário preencherá uma ficha para o profissional e outra para o paciente. Com a ficha em mãos, ambos passam por avaliação médica da condição do acidente e preenchimento da ficha que os encaminhará para a sala de vacina (núcleo da Vigilância Epidemiológica). A coleta de sangue será encaminhada ao laboratório, aguardando-se o resultado do teste rápido anti-HIV

Mediante o resultado do teste, o profissional e o paciente seguirão ou não os procedimentos profiláticos com esquema antirretroviral:

- Se o resultado for **positivo**, o profissional iniciará imediatamente o esquema antirretroviral durante 30 dias. Se for cirurgiã-dentista, deve-se certificar primeiro de que não está gestando antes de iniciar a medicação. Na atualidade, toda a medicação é fornecida pela Secretaria Municipal de Saúde (SUS). O paciente deverá ser encaminhado ao médico para avaliação do estágio atual da doença, para receber os cuidados necessários

- Se o resultado for **negativo**, o profissional deve realizar a proservação médica por seis meses; se for positivo, por 18 meses

Este protocolo deve ser cumprido o mais precocemente possível e dentro de um período máximo de 72 horas após o acidente, para que se obtenha eficácia profilática adequada.

LEMBRETE

Todo acidente com exposição percutânea ou permucosa com sangue ou fluido corpóreo de qualquer paciente deve receber cuidados imediatos.

ATENÇÃO

Os primeiros exames de sangue indicam sua condição sorológica no momento do acidente; deve-se fazer acompanhamento a cada três meses em decorrência da janela imunológica.

---

* Adaptada do Protocolo de Biossegurança adotado pela Comissão de Biossegurança da Faculdade de Odontologia de São José dos Campos - UNESP.

Referências

Capítulo 1 – Histórico e definições

Referências

1. Mendes T. Tempos modernos. R Bras Tecnol. 1988;19(8):56-9.

2. Jastrzebowski W. Rys ergonomji [ergonomii] czyli nauki o pracy opartej na prawdach poczerpnietych z nauki przyrody. Warszawa: Centralny Instytut Ochrony Pracy; 1997.

3. Europäische Gesellschaft für Zahnärztliche Ergonomie. Technische-Berichte. [S.l]; 1998. n. 1-9.

4. Hokwerda O, Wouters JAJ, de Ruijter RAG, Zijlstra-Shaw S. Ergonomic requirements for dental equipment: guidelines and recommendations for designing, constructing and selecting dental equipment. [S.l]: European Society of Dental Ergonomics; 2007 [capturado em 29 mar. 2012]. Disponível em: http://www.esde.org/docs/ergonomic_requirements_for_dentalequipment._april2007.pdf.

5. Barreira THC. Introdução à ergonomia. São Paulo: Fac. De Ciências Médicas da Santa Casa de São Paulo. Dep. de Medicina Social; 1994. Apostila.

6. van Wely PA. Ergonomics in a major European industry. Am Ind Hyg Assoc J. 1971;32(2):131-3.

7. Grandjean E. Ergonomia: ajustando a tarefa ao homem. Saúde & Trab. 1987;1(2):141-3.

8. Laville A. Ergonomia. São Paulo: Pedagógica e Universitária; 1977.

9. Wisner A. Por dentro do trabalho-ergonomia: método e técnica. São Paulo: FTD; 1987.

10. Iida I. Ergonomia: projeto e produção. 2. ed. São Paulo: Blucher; 2005.

11. Bullinger, HJ, Schmauder M. Product design for left and right handers. In: Marras, WS et al. The ergonomics of manual work. London: Taylor & Francis; 1993. p. 179-82.

12. Naressi WG. Alteração morfológica de fórceps para intervenção no paciente em posição supina e o operador sentado [tese]. São José dos Campos: Universidade Estadual Paulista; 1997.

13. Pece CAZ. Concepção ergonômica e avaliação de um fórceps odontológico e de sua sistemática de utilização [monografia]. São José dos Campos: Instituto Tecnológico de Aeronáutica; 1993.

14. Verdussen R. Ergonomia: a racionalização humanizada do trabalho. Rio de Janeiro: Livros Técnicos e Científicos; 1978.

15. Falcão D. A ergonomia e o design no setor de cirurgia plástica. Anais do 2. Congresso Latino-Americano de Ergonomia; 1993; Florianópolis. Florianópolis: ABERGO, 1993. p. 329-31, v. 2.

16. Falcão D, McGrath A. The importance of ergonomics in plastic surgery. Proceedings of the Ergonomics Society Annual Conference; 1992; Birmingham. Birmingham; 1993. p. 340-4.

17. Bijella VT. Aplicação do Sistema Pert no estudo de atos operatórios em odontologia [tese]. Bauru: Universidade de São Paulo; 1980.

18. Lino HL. Estudo de tempos operacionais na utilização de equipamentos odontológicos convencional e simplificado [tese]. Londrina: Universidade Estadual de Londrina; 1972.

Capítulo 2 – Aspectos anatômicos, fisiológicos e emocionais como componentes da ergonomia

Referências

1. Marras WS. Biomechanics of the human body. In: Salvendy G, editor. Handbook of human factors and ergonomics. 2nd ed. New York: Wiley; 1997. p. 234-63.

2. Momesso RB. Proteja sua coluna. São Paulo: Ícone; 1997.

3. Toledo OM. Postura e degeneração discal lombar, em cirurgiões-dentistas: contribuição à fisiologia do trabalho [tese]. São José dos Campos: Universidade Estadual Paulista; 1967.

4. Boyce PR. Illumination. In: Salvendy G, editor. Handbook of human factors and ergonomics. 2nd ed. New York: Wiley; 1997. p. 858-88.

5. Leggat PA, Kedjarune U, Smith DR. Occupational health problems in modern dentistry: a review. Ind Health. 2007;45(5):611-21.

6. Langley LL, Cheraskin E. As bases fisiológicas da prática odontológica. 2. ed. Rio de Janeiro: Atheneu; 1958.

7. Hokwerda O. Eindrapportage Sonde project. Nieuwegein: Movir; 2002.

Capítulo 3 – Epidemiologia, etiologia e prevenção das tecnopatias odontológicas (doenças ocupacionais)

Referências

1. Toledo OM. Postura e degeneração discal lombar, em cirurgiões-dentistas: contribuição à fisiologia do trabalho [tese]. São José dos Campos: Universidade Estadual Paulista; 1967.

2. Hokwerda O. Eindrapportage Sonde project. Nieuwegein: Movir; 2002.

3. Rising DWB, Bennett BC, Hursh K, Plesh O. Reports of body pain in a dental student population. J Am Dent Assoc. 2005;136(1):81-6.

4. Delleman NJ, Haslegrave CM, Chaffin DB, editors. Working postures and movements: tools for evaluation and engineering. Boca Raton: CRC; 2004.

5. Langley LL, Cheraskin E. As bases fisiológicas da prática odontológica. 2. ed. Rio de Janeiro: Atheneu; 1958.

6. Lindegård A, Gustafsson M, Hansson GÅ. Effects of prismatic glasses including optometric correction on head and neck kinematics, perceived exertion and comfort during dental work in the oral cavity: a randomised controlled intervention. Appl Ergon. 2012;43(1):246-53.

7. Chaffin DB, Andersson GBJ. Occupational biomechanics. New York: Wiley; 1984.

8. Naressi WG. Alteração morfológica de fórceps para intervenção no paciente em posição supina e o operador sentado [tese]. São José dos Campos: Universidade Estadual Paulista; 1997.

9. Schön F. Trabajo en equipo en la práctica odontológica. Berlin: Quintessence Books; 1973.

10. Barros OB. PTO – Posto de Trabalho Odontológico. Maringá: Dental Press; 2006.

11. Cooper TM. Four-handed dentistry in the team practice of dentistry. Dent Clin North Am. 1974;18(4):739-53.

12. Figlioli MD. Treinamento do pessoal auxiliar em Odontologia. Porto Alegre: RGO; 1996.

13. Porto FA. O consultório odontológico. São Carlos: Scritti; 1994.

14. Zacharkow D. Posture: sitting, standing, chair design, and exercise. Springfield: Thomas; 1988.

15. Moro ARP. Análise biomecânica da postura sentada: uma abordagem ergonômica do mobiliário escolar [tese]. Santa Maria: Universidade Federal de Santa Maria; 2000.

16. Nixon GS. Chairside ergonomics. Int Dent J. 1971;21(2):270-7.

17. Knoplich J. Ergonomia e coluna vertebral. ARS Cvrandi. 1981;14(6):67-84.

18. International Organization for Standardization. ISO 11226:2000. Ergonomics: evaluation of static working postures. Geneva: ISO; 2000.

19. Hokwerda O, Wouters JAJ, de Ruijter RAG, Zijlstra-Shaw S. Ergonomic requirements for dental equipment: guidelines and recommendations for designing, constructing and selecting dental equipment. [S.l]: European Society of Dental Ergonomics; 2007 [capturado em 29 mar. 2012]. Disponível em: http://www.optergo.com/images/Ergonomic_req_april2007.pdf.

20. International Organization for Standardization. ISO 6385:2004. Ergonomic principles in the design of work systems. 2nd ed. Geneva: ISO; 2004.

21. Torres HO, Ehrlich A. Dental equipment for four-handed six-handed dentistry: use and care. In: Torres HO, Ehrlich A. Modern dental assisting. 4th ed. Philadelphia: Saunders; 1990. p. 333-48.

22. Xavier HS, Xavier VBC. Cuidados odontológicos com a gestante. São Paulo: Santos; 2010.

23. Hokwerda O, Ruijter R, Shaw S. Adopting a healthy sitting working posture during patient treatment. Groningen: University Medical Center Groningen; 2009.

24. Rock I, Halper F, DiVita J, Wheeler D. Eye movement as a cue to figure motion in anorthoscopic perception. J Exp Psychol Hum Percept Perform. 1987;13(3):344-52.

25. Belenky M. Human-centred ergonomics: Proprioceptive pathway to occupational health and peak performance in dental practice. In: Murphy DC, editor. Ergonomics and the dental care worker. Washington: American Public Health Association; 1998. p. 275-299.

Capítulo 4 – Planejamento das instalações do consultório

Referências

1. Naressi WG. Ergonomia em Odontologia: o consultório [Internet]. Ribeirão Preto: Gnatus; [20--] [capturado em 15 mar. 2012]. Disponível em: http://gnatus.com.br/2005/mars/downloads/Ergonomia%20em%20Odontologia.pdf. Acessado em 21/03/2012.

2. Medeiros EPG, Bervique JA. Ganhar e não perder clientes: o sucesso da conduta na prática odontológica. Bauru: São João; 1979.

3. Porto FA, Castro JRF, Figlioli MD. Roteiros de aulas da disciplina de Economia Profissional II. Araraquara: Universidade Estadual Paulista; 1992. Faculdade de Odontologia de Araraquara. Departamento de Odontologia Social.

4. Dias MC, Orenha ES, Loureiro RMT. A ergonomia e as condições gerais dos ambientes de estabelecimentos de assistência odontológica. Rev Odontol Univ Cid Sao Paulo. 2005;17(1):71-8.

5. Naressi SCM. Atuação de cirurgiões-dentistas junto aos Juizados Especiais Cíveis. In: Silva M, Zimmermann RD, de Paula FJ. Deontologia odontológica: ética e legislação. São Paulo: Santos; 2011. p. 133-54.

6. International Organization for Standardization. ISO 4073:2009. Dentistry: information system on the location of dental equipment in the working area of the oral health care provider. Geneva: ISO; 2009.

7. Schön F. Trabajo en equipo en la práctica odontológica. Berlin: Quintessence Books; 1973.

Capítulo 5 – Organização do trabalho

Referências

1. Barros OB. PTO – Posto de Trabalho Odontológico. Maringá: Dental Press; 2006.

2. Figlioli MD. Treinamento do pessoal auxiliar em Odontologia. Porto Alegre: RGO; 1996.

3. Porto FA. O consultório odontológico. São Carlos: Scritti; 1994.

4. Arita ES, Lascala CA, Vianna RBC. Um novo conceito de ensino e trabalho em odontologia: desempenho lógico. Rev Assoc Paul Cir Dent. 1993;47(4):1105-10.

5. Barros OB. Ergonomia e organização. Lins: Raízes, 2008.

6. Naressi SCM, Naressi WG. Estudo comparativo de produtividade entre alunos, trabalhando sós e auxiliados, em ambulatório clínico. Rev Bras Odontol. 1992;2(49):44-7.

7. Orenha ES, Eleutério D, Saliba NA. Organização do atendimento odontológico no serviço público: trabalho auxiliado, produtividade e ambiente físico. Rev Odontol UNESP. 1998;27(1):215-24.

8. Medeiros EPG, Bervique JA. Ganhar e não perder clientes: o sucesso da conduta na prática odontológica. Bauru: São João; 1979.

9. Brasil. Lei nº 11.889, de 24 de dezembro de 2008. Regulamenta o exercício das profissões de Técnico em Saúde Bucal - TSB e de Auxiliar em Saúde Bucal – ASB [Internet]. Brasília: Casa Civil; 2008 [capturado em 23 ago. 2012]. Disponível em: http://www.planalto.gov.br/ccivil_03/_Ato2007-2010/2008/Lei/L11889.htm.

10. Porto FA, Castro JRF, Figlioli MD. Roteiros de aulas da disciplina de Economia Profissional II. Araraquara: Universidade Estadual Paulista; 1992. Faculdade de Odontologia de Araraquara. Departamento de Odontologia Social.

Capítulo 7 – Biossegurança

Referências

1. Guimarães Júnior J. Biossegurança e controle de infecção cruzada: em consultórios odontológicos. São Paulo: Santos; 2001.

2. Faculdade de Odontologia de São José dos Campos. Protocolo de biossegurança [Internet]. São José dos Campos: Universidade Estadual Paulista; 2008 [capturado em 15 mar. 2012]. Disponível em: http://www.fosjc.unesp.br/admin/biosseguranca/bioprotocolo.pdf#zoom=100.

3. Faculdade de Odontologia de Bauru. Manual de biossegurança. Bauru: Universidade de São Paulo; 2000.

4. Faculdade de Odontologia de Araraquara. Manual de biossegurança [Internet]. Araraquara: Universidade Estadual Paulista; 2009 [capturado em 22 mar. 2012]. Comissão de biossegurança. Disponível em: http://www.foar.unesp.br/comite/biosseguranca/manual_biosseguranca.pdf.

5. Nunes MRL. Apostila de curso de formação de ASB. Taubaté; 2010.

Leituras recomendadas

Crocker MJ. Noise. In: Salvendy G, editor. Handbook of human factors and ergonomics. 2nd. ed. New York: Wiley; 1997.

Dias MC, Orenha ES, Sundefeld MLMM. Avaliação das condições ergonômicas da área de esterilização em estabelecimentos de assistência odontológica. Rev Paul Odontol. 2005;27(2):18-21.

Dul J, Bruder R, Buckle P, Carayon P, Falzon P, Marras WS, et al. A strategy for human factors/ergonomics: developing the discipline and profession. Ergonomics. 2012;55(4):377-95.